- 国家卫生和计划生育委员会"十三五"规划教材
- 全国高等学校教材

供眼视光学专业用

眼视光应用光学

第 2 版

主　　编　曾骏文

副 主 编　李宾中　厉以宇　王云创

编　　者　（以姓氏笔画为序）

王云创（滨州医学院）

厉以宇（温州医科大学）

李宾中（川北医学院）

陈梓平（广东野光源视力保健研究院）

曾骏文（中山大学）

编写秘书　聂昊辉（中山大学）

融合教材数字资源负责人

曾骏文（中山大学）

融合教材数字资源秘书

聂昊辉（中山大学）

人民卫生出版社

图书在版编目（CIP）数据

眼视光应用光学/曾骏文主编. —2 版. —北京：人民卫生出版社, 2017

ISBN 978-7-117-24500-5

Ⅰ. ①眼…　Ⅱ. ①曾…　Ⅲ. ①眼科学－应用光学－高等学校－教材　Ⅳ. ①R778.1

中国版本图书馆 CIP 数据核字（2017）第 110066 号

人卫智网　www.ipmph.com	医学教育、学术、考试、健康，	
	购书智慧智能综合服务平台	
人卫官网　www.pmph.com	人卫官方资讯发布平台	

眼视光应用光学
第 2 版

主　　编：曾骏文
出版发行：人民卫生出版社（中继线 010-59780011）
地　　址：北京市朝阳区潘家园南里 19 号
邮　　编：100021
E - mail：pmph @ pmph.com
购书热线：010-59787592　010-59787584　010-65264830
印　　刷：三河市宏达印刷有限公司
经　　销：新华书店
开　　本：850×1168　1/16　印张：12
字　　数：363 千字
版　　次：2011 年 8 月第 1 版　　2017 年 7 月第 2 版
　　　　　2025 年 11 月第 2 版第 14 次印刷（总第 19 次印刷）
标准书号：ISBN 978-7-117-24500-5/R・24501
定　　价：46.00 元
打击盗版举报电话：010-59787491　E-mail：WQ @ pmph.com
（凡属印装质量问题请与本社市场营销中心联系退换）

第三轮全国高等学校眼视光学专业本科国家级规划教材(融合教材)修订说明

第三轮全国高等学校眼视光学专业本科国家卫生计生委规划教材,是在第二轮全国高等学校眼视光学专业本科卫生部规划教材基础上,以纸质为载体,融入富媒体资源、网络素材、数字教材和慕课课程形成的"五位一体"的一套眼视光学专业创新融合教材。

第一轮全国普通高等教育"十五"国家级规划教材、全国高等学校眼视光学专业卫生部规划教材于2003年启动,是我国第一套供眼视光学专业本科使用的国家级规划教材,其出版对于我国眼视光学高等教育以及眼视光学专业的发展具有重要的、里程碑式的意义,为我国眼视光学高级人才培养做出了历史性的巨大贡献。本套教材第二轮修订于2011年完成,其中《眼镜学》为普通高等教育"十二五"国家级规划教材。两轮国家级眼视光专业规划教材建设对推动我国眼视光学专业发展和人才培养、促进人民群众眼保健和健康起到了重要作用。

在本套第三轮教材的修订之时,正逢我国医疗卫生和医学教育面临重大发展的重要时期,我们贯彻落实全国卫生健康大会精神和《健康中国2030规划纲要》,按照全国卫生计生工作方针、医药协同综合改革意见,以及传统媒体和新兴媒体融合发展的要求,推动第三轮全国高等学校眼视光学专业本科国家级规划教材(融合教材)的修订工作。

本轮修订坚持中国特色的教材建设模式,即根据教育部培养目标、国家卫生计生委用人要求,医教协同,由国家卫生计生委领导、指导和支持,教材评审委员会规划、论证和评审,知名院士、专家、教授指导、审定和把关,各大院校积极参与支持,专家教授组织编写,人民卫生出版社出版的全方位教材建设体系,开启融合教材修订工作。

本轮教材修订具有以下特点:

1. 本轮教材经过了全国范围的调研,累计共有全国25个省市自治区,27所院校的90名专家教授进行了申报,最终建立了来自15个省市自治区,25个院校,由52名主编、副主编组成的编写团队,代表了目前我国眼视光专业发展的水平和方向,也代表了我国眼视光教育最先进的教学思想、教学模式和教学理念。

2. 课程设置上,由第二轮教材"13+3"到本轮教材"13+5"的转变,从教师、学生的需要出发,以问题为导向,新增《低视力学实训指导》及《眼视光学习题集》。

3. 对各本教材中交叉重复的内容进行了整体规划,通过调整教材大纲,加强各本教材主编之间的交流,力图从不同角度和侧重点进行诠释,避免知识点的简单重复。

4. 构建纸质 + 数字生态圈,完成"互联网 +"立体化纸数融合教材的编写。除了纸质部分,新增二维码扫码阅读数字资源,数字资源包括:习题、视频、动画、彩图、PPT课件、知识拓展等。

5. 依然严格遵守"三基"、"五性"、"三特定"的教材编写原则。

6. 较上一版教材从习题类型、数量上进行完善，每章增加选择题。选择题和问答题的数量均大幅增加，目的是帮助学生课后及时、有效地巩固课堂知识点。每道习题配有答案和解析，学生可进行自我练习。自我练习由学生借助手机或平板电脑终端完成，操作简便，激发学习兴趣。

本套教材为 2017 年秋季教材，供眼视光学专业本科院校使用。

第三轮教材（融合教材）目录

眼镜学（第3版）　　　　　　　　主编　瞿　佳　陈　浩

眼科学基础（第3版）　　　　　　　主编　刘祖国

眼病学（第3版）　　　　　　　　主编　李筱荣

接触镜学（第3版）　　　　　　　主编　吕　帆

眼视光学理论和方法（第3版）　　主编　瞿　佳

眼视光器械学（第3版）　　　　　主编　刘党会

视觉神经生理学（第3版）　　　　主编　刘晓玲

眼视光公共卫生学（第3版）　　　主编　赵家良

低视力学（第3版）　　　　　　　主编　周翔天

屈光手术学（第3版）　　　　　　主编　王勤美

双眼视觉学（第3版）　　　　　　主编　王光霁

斜视弱视学（第2版）　　　　　　主编　赵堪兴

眼视光应用光学（第2版）　　　　主编　曾骏文

获取融合教材配套数字资源的步骤说明

1 扫描封底红标二维码，获取图书"使用说明"。

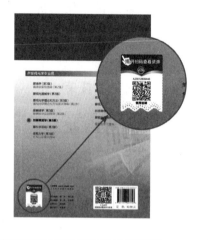

2 揭开红标，扫描绿标激活码，注册/登录人卫账号获取数字资源。

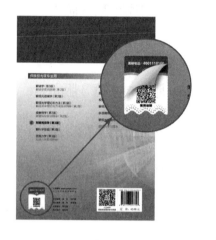

3 扫描书内二维码或封底绿标激活码随时查看数字资源。

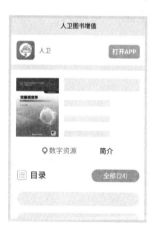

4 登录 zengzhi.ipmph.com 或下载应用体验更多功能和服务。

扫描下载应用

客户服务热线 400-111-8166

关注人卫眼科公众号
新书介绍　最新书目

前　言

　　"应用光学"是眼视光学专业的一门基础课,与理工科的"应用光学"有所不同,更注重于人眼作为重要的光学系统,多角度分析物体通过人眼成像的过程、光与视网膜感受器的光电转化过程以及重要的光学仪器原理。本书作为眼视光学专业的教材,力争深入浅出地阐述复杂的光学现象和重要的光学公式,同时注重与《屈光手术学》《眼镜学》《低视力学》和《眼视光器械学》等教材内容上的衔接。

　　本教材第 1 版由已故姚进教授主编,在 2011 年出版,深受好评。第 2 版教材延续了第 1 版教材的框架,进行了部分增删和修改,如第二章新增了"逐次成像法"、第四章新增了"非球面"、第七章重写了"目视光学仪器的视度调节";对全书的图和公式进行修订,增加了重要公式的推导思路解释,便于学生理解和接受。配套的数字资源,能让学生们从手机端进行阅读,内容丰富,以章为单位,包括课件、重要知识点的动画、选择题和简答题,并附有参考答案和解题思路。

　　本书的编写团队汇集了国内高校多名著名的应用光学专家,他们都是一线的教学骨干,并倾尽多年的教学经验和体会编写此书。本书可作为眼视光学专业学生的专业教材,也可作为眼视光学相关从业人员和眼科医师的参考书。感谢人民卫生出版社的统筹和支持,感谢编写秘书聂昊辉老师的整理和协调工作。

　　为了进一步提高本书的质量,以供再版时修改,因而诚恳地希望各位读者、专家提出宝贵意见。

曾骏文

中山大学中山眼科中心

2017 年 2 月 3 日

目　　录

融合教材数字资源目录

第一章

波动光学基础

本章学习要点

- 掌握：光的相干性、相干条件；光程和光程差的计算方法；杨氏双缝干涉实验及其干涉条纹的特征；光栅方程及其应用；马吕斯定律、布儒斯特定律。
- 熟悉：单缝衍射、圆孔衍射的基本规律；自然光和偏振光的概念。
- 了解：半波损失；薄膜干涉；惠更斯—菲涅耳原理及其应用；光散射的分类及特点；傅里叶变换的物理意义。

关键词　光的波动性　光的干涉、衍射、偏振　光的散射　傅里叶光学

光是什么？

光是一种重要的自然现象，人类对光本性的探索经历了一个漫长的过程。笛卡儿最早提出了光的微粒模型，并于 1637 年从理论上推导出折射定律。1655 年，意大利科学家格里马第首先发现了光的衍射现象，他推想光可能是与水波类似的一种流体，光的不同颜色是波动频率不同的结果。他是光的波动学说最早的倡导者。那么，光究竟是波，还是粒子？此后，光的波动说与微粒说展开了长达 300 多年的争论。牛顿、惠更斯、托马斯•杨、菲涅耳、马吕斯等多位著名科学家成为这一论战双方的主辩手，经过他们的不懈努力，揭开了遮盖在"光的本质"外面那层扑朔迷离的面纱。

1894 年，麦克斯韦提出"光是一种电磁波"，即光的电磁波动学说，它以大量无可辩驳的事实赢得了普遍公认。可以说，19 世纪波动学说达到尽善尽美的境界。

但是，在研究光与物质相互作用的过程中，发现有许多现象用光的电磁波动理论也难以解释。特别是黑体辐射和光电效应实验，发现光是不连续地被发射和被吸收的，光流具有不连续性的结构。

于是，普朗克在 1900 年提出了量子说，解释了黑体辐射。

1905 年，爱因斯坦又发展了普朗克的量子理论，提出了光量子的假设，成功地解释了光电效应。爱因斯坦认为，光是由一粒一粒的光量子（光子）组成的，即光具有粒子的特性。

1924 年，德布罗意大胆地创立了物质波动学说，指出波粒二象性是微观粒子的普遍属性，光也是如此，从而在量子力学和量子电动力学中，使光的波动性和微粒性辩证地统一起来。也就是说，光既具有粒子性，又具有波动性，光在传播时表现为波动性，而与物质作用时又表现为粒子性。

1927 年，杰默尔和后来的乔治•汤姆森在试验中证明了电子束具有波的性质。

在新的事实与理论面前，光的波动说与微粒说之争以"光具有波粒二象性"而落下了帷幕。

波动光学理论认为，光是某一波段的电磁波。可见光的波长范围约为 380～760nm，不

同波长的光给人以不同颜色的感觉。光的波动性寓于光的干涉、衍射、偏振等现象之中，以光的波动性为基础，研究光的传播规律的学科，称为波动光学。

本章主要讨论光的干涉、衍射、偏振等现象，阐明其波动性质和基本规律，这些性质和规律不仅在理论上具有重要意义，而且在现代科学技术中有着广泛应用。随后，介绍了光的散射。最后一节介绍傅里叶光学的基础知识。

第一节 光源与光的相干性

一、光源

能够辐射光能的物体称为光源。光源可分为普通光源和激光光源。从发光机制来看，普通光源的发光属于自发辐射，而激光光源的发光属于受激辐射。

普通光源按光的激发方式不同又可分为：热光源，利用热能激发的光源，例如白炽灯；冷光源，利用化学能、电能或光能激发的光源，例如磷的发光为化学发光，稀薄气体在通电时发出的辉光是一种电致发光，某些物质在可见光或紫外线照射下被激发光称光致发光。光致发光物质又分为荧光物质和磷光物质两种，区别在于前者当外界光源撤去后立刻停止发光，而后者在外界光源移去后仍能持续发光。

下面以热光源为例，简单说明自发辐射产生的普通光源发光的原理。光源是由大量分子和原子构成的。在热光源中，由于受热能激发大量分子和原子从基态跃迁到激发态，但处于激发态的原子是不稳定的，它们在激发态的停留时间一般都非常短暂（大约在 10^{-8} 秒的数量级）。在不受外界的影响时，它们会自发地从激发态跃迁到基态，并释放出光子。这一过程叫做自发辐射（spontaneous emission）。这种辐射有两个特点：其一是随机性，各个原子的辐射都是自发地、独立地、随机地进行的，因而各个原子发射出的光波在频率、初相位、偏振态和传播方向上都彼此无关。其二是间歇性，每个分子或原子的发光是不连续的，每次发光持续时间很短（约 10^{-8} 秒），发出一列频率一定、振动方向一定、振幅恒定或振幅作缓慢变化的光波列。普通光源发出的光都属于自发辐射，我们感受到的光源所发出的光就是这些大量的、断续的、无规则光波列作用的总效果。

二、光的单色性

具有单一频率的光称为单色光。但是光源中一个分子某瞬时所发的光并不是严格单色的，总有一定的频率宽度，如 $v \sim v+\Delta v$。频率宽度 Δv 越小，其单色性越好。实际光源发光包括了由大量分子或原子所发的各种频率的光，这种由各种频率复合的光称为复色光，如太阳光、白炽灯光等。当复色光通过三棱镜时，由于不同频率的光在玻璃中的传播速度不同，折射率也不同，因此，各种不同频率的光将按不同的折射角分开，形成光谱，这种现象称为色散。实验室可以利用三棱镜获得单色光，或者利用某些具有选择吸收性的物质制成滤光片，复色光通过滤光片后，透射光就是所需的单色光。但这种单色光的单色性不够理想，较为理想的单色光由钠光光源获得。钠光谱中包含两条波长为 589.00nm 和 589.59nm 的黄色谱线（D 线），它们靠得很近，其频率可认为近似相同。因此，钠光可看做单色光。

不同光源有不同的光谱。光强在很大的波长范围内连续分布的光谱称为连续光谱，如热辐射光源光谱。光强集中在一些分立的波长值附近形成的光谱叫线光谱，如钠光灯光谱 D 双线。不同化学成分各自有不同的特征谱线。每条谱线只是近似的单色光。每条谱线光强分布有一定的波长范围 $\Delta \lambda$，$\Delta \lambda$ 称为谱线宽度，$\Delta \lambda$ 越小，光的单色性越好。太阳光谱除了一些暗线外，基本上是连续光谱。太阳发出的各种波长的可见光混合起来给人的感觉是白

笔记

色,光学中称为白光。因此,光学中的白光是指具有和太阳连续光相近的多色混合光。

三、光的相干性

在学习机械波的干涉现象时,已经知道,只有满足相干条件——频率相同、振动方向相同、位相差保持恒定的两列波在叠加区域才能产生干涉。对于机械波来说,上述条件比较容易满足。例如,利用两个频率完全相同的音叉就可以演示声波的干涉现象,所以,观察机械波的干涉现象比较容易。

但是,对于光波,普通光源很难满足相干条件,这是由于光源发光本质的复杂性所决定的。普通光源发出的光是由大量原子或分子随机辐射的一系列有限长度的波列所组成的,其振动方向和初相位以及频率是彼此独立、随机分布的。另一方面,分子或原子的发光是间歇的,即发出一波列(持续时间约 10^{-8} 秒,长度约为 3m)之后,要间歇若干时间,再发出另一波列。因此,两光源发出的光在空间任一点叠加时,只能观察到一个平均光强度,而观察不到明显、稳定的干涉现象。所以,由大量波列组成的光束,不能保持固定的振动方向和初相位。不仅来自两个独立光源的光波不能相互干涉,即使同一光源不同部分发出的光波也不可能产生干涉现象。

要实现光的干涉,必须满足光的相干条件:频率相同的两光波在相遇点有相同的振动方向和恒定的相位差。这是产生光的干涉的必要条件,满足本条件的光称为相干光(coherent light),能发出相干光的光源称为相干光源(coherent source)。但是,只满足此条件还不一定就能获得干涉现象;为确保产生明显的干涉现象,还须满足以下两个补充条件:①两光波在相遇点所产生的振动的振幅相差不悬殊,否则将观察不到明显的干涉条纹;②两光波在相遇点的光程差不能太大,否则一光波的波列已通过,而另一光波的相应波列尚未到达,则两波列之间没有重叠,不能产生干涉现象。能够产生干涉现象的最大光程差称为相干长度(coherent length),相干长度等于一个波列的长度。光源的单色性越好,波列的长度就越长,相干长度也就越大,光源的相干性就越好。

四、相干光的获得

要从普通光源上获得相干光,必须将同一光源发出的光波,在同一波阵面上分成两列(或多列)光波,经过不同路径在空间任一点叠加时,必定满足频率相同、振动方向相同、位相差保持恒定的条件,就能够产生明显、稳定的干涉现象。通常有两种方法获得相干光,一种是分波阵面法,如杨氏双缝实验等;另一种是分振幅法,如薄膜干涉等。将在后面分别介绍。

第二节　光　的　干　涉

一、波的叠加原理

大量事实证明,从几个波源产生的波在同一介质中传播时,无论它们相遇与否,都保持自己原有的特性,即频率不变、波长不变、振动方向不变,各列波都按自己原来传播的方向继续前进,不受其他波的影响;在相遇处,每个质点的位移是各列波单独在该点所产生的位移的矢量和。这种波动传播的独立性和可叠加性叫做波的叠加原理(superposition principle of wave)。例如,听乐队演奏时,各种乐器的声音保持原有的音色,我们能够从中辨别出来。

二、光程与光程差

在分析光波的叠加时,参与叠加的光波的相位差是一个十分重要的参数。为了方便地

笔记

比较和计算光经过不同介质时引起的相位差,需要引入光程和光程差的概念。

光在介质中传播的速度与介质的折射率有关,而光波的频率不变。因此,在相同时间内光在不同介质中传播的几何路程不相等。设单色光在真空和介质中传播的速度分别为 c 和 v,则介质的折射率:

$$n = \frac{c}{v} \tag{1-1}$$

设在 t 秒内,光在真空中传播的路程为 L,在介质(折射率为 n)中传播的几何路程为 x,则有 $t = \frac{L}{c} = \frac{x}{v}$,再考虑到式(1-1)后得:

$$L = nx \tag{1-2}$$

上式中 $L=nx$,即折射率和几何路程的乘积,叫做光程(optical path)。可见,光程是把光在介质中传输的路程折合为光在真空中传输的相应路程。引入光程以后,在分析光波传播到空间任一点的相位或相位变化时更为简捷。光程之差称为光程差。

光程差和相位差有什么关系呢?在学习机械波时,已经知道两列相干波在某点的相位差和波程差的关系。类似地,如图 1-1 所示,从光源 S_1、S_2 发出的两列相干光波(波长为 λ)分别经过折射率为 n_1、n_2 的介质,路程分别为 x_1、x_2 后相遇在 P 点,它们的光程差和相位差的关系为:

$$\Delta\varphi = 2\pi\frac{n_2x_2 - n_1x_1}{\lambda} + \varphi_{02} - \varphi_{01} = 2\pi\frac{\delta}{\lambda} + \varphi_{02} - \varphi_{01} \tag{1-3}$$

式中 φ_{01}、φ_{02} 分别是两列光波的初相位,$\delta = n_2x_2 - n_1x_1$ 是两列光波的光程差。

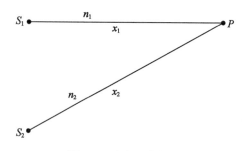

图 1-1   光程和光程差

三、杨氏双缝实验

1801 年,托马斯·杨(Thomas Young,英国物理学家、医师)以极简单的装置和巧妙的构思首先实现了光的干涉,并用光的波动性解释了干涉现象。杨氏实验不仅是许多其他光的干涉装置的原型,在理论上还可以从中提取许多重要的概念和启发,无论从经典光学还是现代光学的角度来看,它都具有十分重要的意义。杨氏实验的原理如图 1-2 所示,在普通单色光源前放一狭缝 S,作为单色点光源;S 前又放有与 S 平行而且等距离的两条平行狭缝 S_1 和 S_2。根据惠更斯原理,S_1、S_2 形成两个新的相干光源,由 S_1 和 S_2 发出的光波在空间相遇,产生干涉现象,在屏幕 AC 上形成如图 1-3(a)所示的稳定的明暗相间的干涉条纹。图 1-3(b)是与干涉条纹对应的光强度关于方向角 θ 分布的曲线。历史上,杨氏实验是导致光的波动理论被普遍承认的一个决定性实验。

下面分析杨氏双缝干涉条纹。设光源是波长为 λ 的单色光,两缝处的光波同相振动,如图 1-4 所示,设 S_1、S_2 间的距离为 d,其中点为 M,从 M 到屏幕 AC 的距离为 D,且 $D \gg d$。在屏幕上任意取一点 P,P 与 S_1 和 S_2 间的距离分别为 r_1 和 r_2,P 到屏幕的中心点 O 的距离为 x;显然,MO 是 S_1S_2 的中垂线,θ 为 PM 与 MO 之间的夹角。通常情况下,观察到干涉条纹时，θ 很小，满足：$\sin\theta \approx \tan\theta$。因此，由 S_1、S_2 所发出的光波到 P 点的光程差为：

$$\delta = r_2 - r_1 \approx d\sin\theta \approx d\tan\theta \approx d\frac{x}{D}$$

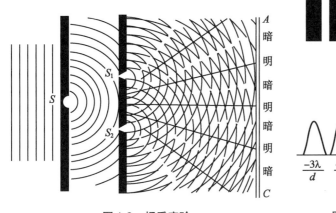

图1-2　杨氏实验

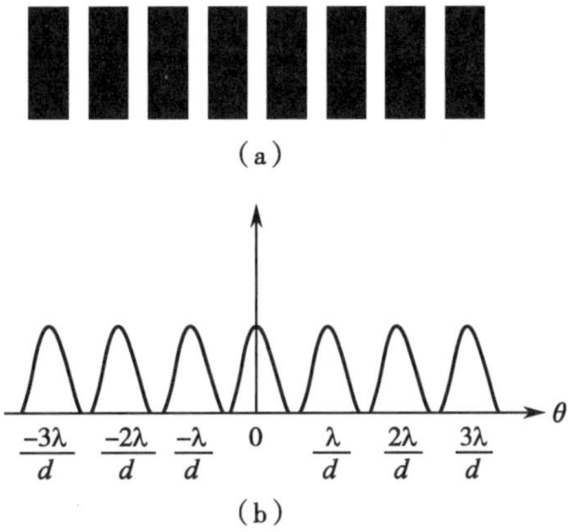

图1-3　杨氏双缝干涉条纹

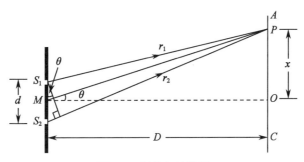

图1-4　干涉条纹推导

则两光波在 P 点加强（光强为极大），即 P 点处出现亮条纹的条件是：

$$\delta = d\sin\theta = \pm k\lambda,\ 或 x = \pm k\frac{D}{d}\lambda,\ k=0,1,2,\cdots\cdots \tag{1-4}$$

式中 k 为干涉的级数，当 $k=0$ 时，$x=0$，即在 O 点处出现亮条纹，称为中央亮条纹或称零级亮条纹。与 $k=1,2,\cdots\cdots$ 对应的亮条纹分别称为第一级，第二级，$\cdots\cdots$ 亮条纹。式中的正、负号表示条纹在中央亮条纹两侧对称分布。

两光波在 P 点互相削弱（光强为极小），即 P 点处出现暗条纹的条件是：

$$\delta = d\sin\theta = \pm(2k-1)\frac{\lambda}{2},\ 或 x = \pm(2k-1)\frac{D}{d}\frac{\lambda}{2},\ k=1,2,3,\cdots\cdots \tag{1-5}$$

与 $k=1,2,3,\cdots\cdots$ 对应的暗条纹分别称为第一级，第二级，第三级，$\cdots\cdots$ 暗条纹。

明暗条纹关于中央亮纹对称分布，由式（1-4）和式（1-5）可算出相邻亮条纹或暗条纹间的距离，即条纹间距为：

$$\Delta x = \frac{D}{d}\lambda \tag{1-6}$$

式（1-6）表明：①Δx 与 k 无关，因此干涉条纹是等间距分布的。②由于光波波长 λ 很短，两缝间距 d 必须足够小，从两缝到屏的距离 D 必须足够大，才能使条纹间距 Δx 大到可以用肉眼分辨清楚。③用不同波长的单色光源作实验时，条纹的间距不相同，波长短的单色光，条纹间距小；波长长的单色光，条纹间距大。如果用白光做实验，只有中央亮条纹是白色的，其他各级都是由紫到红的彩色条纹。白光干涉的这一特点提供了判断零级干涉条纹的可能性，在干涉测量中常用到它。

笔记

光波传播方向上任一点的光强度I通常被定义为该点光振动振幅的平方，即：

$$I=A^2 \tag{1-7}$$

在图1-4中，由S_1和S_2发出的两列光波到达光屏P点处的合振动可用波的叠加原理求得。P点的合振幅的平方为：

$$A^2 = A_1^2 + A_2^2 + 2A_1A_2\cos\Delta\varphi \tag{1-8}$$

式中$\Delta\varphi = 2\pi(S_2P - S_1P)/\lambda = 2\pi\delta/\lambda$是两列光波在$P$点的相位差，$\delta$是光程差。

由式(1-7)和式(1-8)，可得P点的光强度：

$$I = I_1 + I_2 + 2\sqrt{I_1I_2}\cos\Delta\varphi \tag{1-9}$$

式中I_1、I_2分别是两列光波单独在P点的光强度。当相位差$\Delta\varphi = 2k\pi$（$k = 0$，1，2，3……）时，P点的光强度得到最大值：

$$I_{max} = I_1 + I_2 + 2\sqrt{I_1I_2}$$

当相位差$\Delta\varphi = (2k+1)\pi$（$k=0$，1，2，3……）时，$P$点的光强度得到最小值：

$$I_{min} = I_1 + I_2 - 2\sqrt{I_1I_2}$$

若相位差介于两者之间，则P点光强度在两极值之间，由式(1-9)决定。若两光波单独在P点产生的光强度相等，即$I_1=I_2$，则两光波叠加后在P点的光强度：

$$I = 2I_1 + 2I_1\cos\Delta\varphi = 2I_1(1+\cos\Delta\varphi) = 4I_1\cos^2\frac{\Delta\varphi}{2} \tag{1-10}$$

上式表明，此时，干涉条纹的光强度随相位差1/2的余弦平方而变化，最大值为单独一列光波在该点光强度的4倍，而最小值为零。

例题1-1 如图1-5所示，在杨氏双缝实验中，若用He-Ne激光（波长为632.8nm）直接照射双缝，双缝间距为0.50mm，缝和屏幕相距2.0m。①问条纹间距是入射光波长的多少倍？②若以折射率n=1.3164，厚度l=0.011mm的透明薄膜遮住其中的一缝，问在原来的中央亮纹处，将变为亮条纹还是暗纹？是第几级条纹？

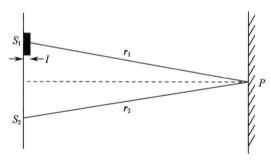

图1-5 例题1-1

解：(1) 由公式(1-6)，$\Delta x = \dfrac{D}{d}\lambda$，得：

$$\frac{\Delta x}{\lambda} = \frac{D}{d} = \frac{2.0}{0.5\times10^{-3}} = 4000倍$$

(2) 未遮薄膜时，中央亮纹处的光程差为$\delta = r_1 - r_2 = 0$；遮上薄膜后，光程差为：

$$\delta = r_1 - l + nl - r_2 = (n-1)l$$

比较此处的光程差与入射光波长的比值，可判断此处是亮条纹还是暗纹，是第几级条纹。

$$\frac{\delta}{\lambda/2} = \frac{(n-1)l}{\lambda/2} = \frac{(1.3164-1)\times0.011\times10^{-3}}{6.328\times10^{-7}/2} = 11 = 2\times6-1$$

上式表明，此处的光程差是入射光半波长的奇数（$2\times6-1$）倍，因此，原来的中央亮纹处将变为暗条纹，是第6级暗条纹。

笔记

四、劳埃德镜实验

劳埃德（H. Lloyd，1800—1881）提出了一种更简单的观察干涉现象的装置，即劳埃德镜，如图 1-6 所示。KL 为一块背面涂黑的玻璃片（劳埃德镜）。从狭缝 S_1 射出的光，一部分直接射到屏幕 E 上，另一部分经玻璃面 KL 反射后到达屏幕上，反射光可看成是由虚光源 S_2 发出的。这也是来自同一光源的两束光，因此，S_1、S_2 构成一对相干光源，能在相干光叠加区域（阴影区域）的屏幕 E 上观察到明暗相间的干涉条纹。

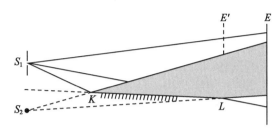

图 1-6　劳埃德镜实验

若把屏幕移到和镜端相接触的位置 $E'L$ 上时，在屏幕和镜面的接触处 L，从光程来看，$S_1L=S_2L$，可以预料 L 处应为亮纹，实际上该处是暗纹。这表明，直接射到屏幕上的光与由镜面反射出来的光在 L 处的相位相反，即相位差为 π。由于直接射到屏幕上的光不可能有这个变化，所以只能认为光从空气射向玻璃发生反射时，反射光发生了大小为 π 的相位突变。因此，可以得出这样一个结论：光从光疏媒质（折射率小）向光密媒质（折射率大）表面入射时，反射光的位相改变 π，它相当于光多（或少）传播半个波长的距离，这种现象称为半波损失（half-wave loss）。

劳埃德镜实验不仅显示了光的干涉现象，证实了光的波动性，而且更重要的是它证明了光由光疏介质射向光密介质表面发生反射时，反射光会发生半波损失。其干涉图样仍为明暗相间的干涉条纹，除 L 处为暗纹外，其他干涉条纹只分布在 L 点的一侧，而杨氏双缝干涉条纹是对称地分布在零级亮纹的两侧。

五、薄膜干涉

在日常生活中，我们可以观察到太阳光照在肥皂膜、水面的油膜以及其他薄膜上会出现彩色花纹，这就是薄膜干涉现象。薄膜干涉属于分振幅干涉，光波照射透明薄膜时，在膜的前后两个表面都有部分光被反射，这些反射光来自同一光源，只是经历了不同的路径而有恒定的相位差，因此，它们是相干光，在相遇时将会产生干涉现象，称为薄膜干涉（thin-film interference）。

如图 1-7 所示，薄膜厚度为 d，折射率为 n_2，膜周围的介质的折射率为 n_1。设 $n_2 > n_1$。入射光到达膜的前表面时，一部分被反射，由于 $n_2 > n_1$，这部分反射光有半波损失；另一部分进入薄膜，在膜的后表面被反射回来再经前表面折射而出，穿越薄膜的反射光要比直接反射的光多走一段光程。前后表面反射的两束反射光的光程差为：

$$\delta = n_2(AB + BC) - n_1 AD - \lambda/2$$

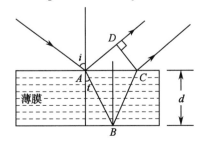

图 1-7　薄膜干涉

二维码 1-2
动画　薄膜
干涉

笔记

由图1-7，运用折射定律和几何学知识可得：$AB=BC=d/\cos t$，又

$$n_1 AD = n_1 AC \sin i = (2d \tan t) n_2 \sin t = 2n_2 d \sin^2 t / \cos t = 2n_2 d (1 - \cos^2 t) / \cos t$$

而

$$n_2 \cos t = \sqrt{n_2^2 - n_2^2 \sin^2 t} = \sqrt{n_2^2 - n_1^2 \sin^2 i}$$

最后整理得

$$\delta = 2d \sqrt{n_2^2 - n_1^2 \sin^2 i} - \lambda / 2$$

两束反射光在相遇点是亮（互相加强）还是暗（互相削弱）的条件是

$$\delta = 2d \sqrt{n_2^2 - n_1^2 \sin^2 i} - \lambda / 2 = \begin{cases} k\lambda & （亮） \\ (2k+1)\dfrac{\lambda}{2} & （暗） \end{cases} \quad (k=0,1,2,3,\cdots) \quad (1\text{-}11)$$

在薄膜干涉的实际应用中，采用最多的是正入射方式，即$i=0$。由式（1-11）知，此时两反射光互相加强（亮）或互相削弱（暗）的条件是：

$$n_2 d = \begin{cases} (2k+1)\dfrac{\lambda}{4} & （亮） \\ 2k\dfrac{\lambda}{4} & （暗） \end{cases} \quad (k=0,1,2,3,\cdots) \quad (1\text{-}12)$$

由式（1-12）知，正入射方式下，当薄膜的光学厚度（$n_2 d$）等于1/4波长（$\lambda/4$）的整数倍时，反射光强将出现极值；是极小值（反射光互相削弱），还是极大值（反射光互相加强）有赖于薄膜外的介质。当薄膜折射率小于膜外介质的折射率时，虽然前表面的反射没有半波损失，但后表面的反射却有半波损失，因此，削弱和加强的条件仍然适用。如果薄膜的折射率介于前后介质的折射率之间，则加强和削弱的条件就要对调一下。

例题1-2　如图1-8，为提高成像质量，照相机的透镜上可镀一层增透膜（也称为减反射膜），以减少表面的反射，使更多的光进入透镜。常用的镀膜物质是氟化镁（MgF_2），其折射率$n=1.38$。如果要使可见光谱中$\lambda=550nm$的光有最小反射，问膜的最小厚度应是多少？

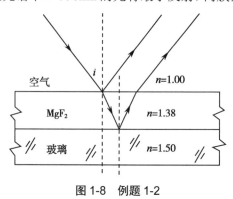

图1-8　例题1-2

解：光线入射照相机镜头，可视为正入射（图1-8中入射角接近于零）。由于两次反射都有半波损失，因此，两反射光波互相削弱的条件是：

$$nd = (2k+1)\dfrac{\lambda}{4}$$

当$k=0$时，得膜的最小厚度，即：

$$d = \dfrac{\lambda}{4n} = \dfrac{550}{4 \times 1.38} = 99.6nm$$

由于被削弱的波长是可见光谱中的黄绿色部分，其他颜色仍有部分被反射，因此，镀膜后的透镜表面为蓝紫色。

以上讨论的干涉条件是针对单色光而言。如果光源是白光，则某一种色光加强时，其他色光将有不同程度的削弱。如果薄膜厚度不均匀，反射光颜色随厚度变化。吹肥皂泡时看见的颜色变化，正是由薄膜厚度变化所引起的。

第三节　光 的 衍 射

光的衍射是光的波动性的又一重要特征。光波绕过障碍物的边缘传播的现象叫做光的衍射（diffraction of light）。衍射后所形成的明暗相间的图样称为衍射图样。衍射系统由光源、衍射屏（障碍物）和接收屏幕（观察屏）组成，通常按它们相互间距离的大小，将衍射现象分为两类：一类是菲涅耳衍射（Fresnel diffraction），即光源和接收屏幕（或两者之一）与衍射屏之间的距离是有限远的一类衍射；另一类是夫琅禾费衍射（Fraunhofer diffraction），即光源和接收屏幕与衍射屏之间的距离都是无限远的一类衍射。下面的讨论只限于夫琅禾费衍射。在观察光的夫琅禾费衍射图样时，通常用一块会聚透镜放在衍射屏前，把点光源发出的光变成平行光，另一块会聚透镜放在衍射屏后，使经过衍射屏后的衍射光在透镜的焦平面上成像。这样既可增加衍射图样的强度，又可保持衍射的性质不变，更便于观察。

一、单缝衍射

单缝衍射的实验装置如图 1-9 所示。光源 S 放在透镜 L_1 的焦点上，观察屏 E 放在透镜 L_2 的焦平面上。当平行光垂直照射到狭缝 K 上时，屏幕 E 上将出现明暗相间的衍射图样。

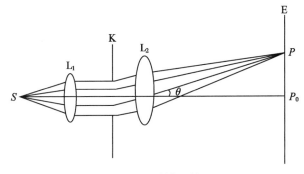

图 1-9　单缝衍射

当光源 S 是单色光源时，其衍射图样是一组与狭缝平行的明暗相间的条纹，正对狭缝的是中央亮纹，两侧对称分布着各级明暗条纹。条纹的分布是不均匀的，中央亮纹光强最大亦最宽，其他亮纹的光强迅速下降且随着级数的增大逐渐减小，如图 1-10 所示。图中的曲线表示光强的分布，光强的极大值和极小值与各级明暗条纹的中心相对应。

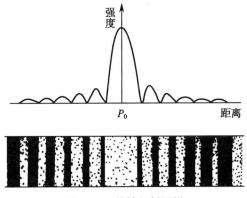

图 1-10　单缝衍射图样

下面用半波带法分析单缝衍射。如图 1-11（a）所示，设单缝的宽度为 a，入射光的波长为 λ。根据惠更斯原理，当平行光正入射到狭缝上时，位于狭缝所在处的波阵面 AB 上的每一点都是一个新的波源,向各个方向发射子波,狭缝后面空间任意一点的光振动,都是这些子波传到该点的振动的相干叠加,其加强或减弱的情况,决定于这些子波到达该点时的光程差。假设衍射角为 θ 的一束平行光,经过透镜 L_2 聚焦在屏幕 E 上的 P 点,从 A 点作 AC 垂直于 BC,通过单狭缝的两边缘光线之间的光程差为

$$BC = a\sin\theta$$

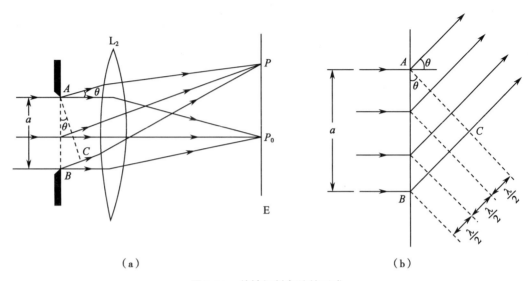

图 1-11　单缝衍射条纹的形成

P 点的明暗程度完全决定于光程差 BC 的量值。当衍射角 $\theta=0$ 时,各衍射光沿原方向传播,光程差 $BC=0$,通过透镜后聚焦在屏幕的中心 P_0,这就是中央亮纹的中心位置,该处光强最大。因此,中央亮纹的中心位置是:

$$\theta = 0 \text{(中央亮纹中心)} \tag{1-13}$$

随着衍射角 θ 的增大,同一方向的平行衍射光到达光屏时的位相就不完全一样。如果这个光程差 BC 刚好等于入射光的半波长的整数倍,可作一些平行于 AC 的平面,使两相邻平面之间的距离都等于 $\lambda/2$,这些平面将把单缝处的波阵面 AB 分为整数个面积相等的部分,每一个部分称为一个半波带,如图 1-11(b)所示。由于各个半波带的面积相等,因而各个半波带发出的子波在 P 点所引起的光振幅接近相等,而相邻两半波带上的任何两个对应点发出的子波在 P 点的光程差都是 $\lambda/2$,即相位差为 π。因此,相邻两半波带发出的子波,在 P 点合成时将互相抵消。这样如果 BC 等于半波长的偶数倍时,单缝处的波阵面 AB 可分为偶数个半波带,则由于一对相邻的半波带发出的光都分别在 P 点相互抵消,所以合振幅为零,P 点应是暗条纹的中心。因此,暗条纹(光强极小值)的条件是:

$$a\sin\theta = \pm 2k\frac{\lambda}{2}, \ k=1,2,3,\cdots\cdots \text{(暗纹中心)} \tag{1-14}$$

式中 k 为衍射的级数,下同。如果 BC 等于半波长的奇数倍,单缝处的波阵面 AB 可分为奇数个半波带,则一对对相邻的半波带发出的光分别在 P 点相互抵消后,还剩一个半波带发出的光到达 P 点合成,这时 P 点应为亮条纹的中心。因此,亮条纹(光强极大值)的条件是:

$$a\sin\theta = \pm(2k+1)\frac{\lambda}{2}, \ k=1,2,3,\cdots\cdots \text{(亮纹中心)} \tag{1-15}$$

显然,衍射角 θ 越大,半波带面积越小,亮纹光强就越小,即衍射级次越高的亮纹,其光强越小。对于任意其他的衍射角 θ,BC 一般不能恰好等于半波长的整数倍,AB 亦不能分成整数个半波带,此时,衍射光束形成介于最明和最暗之间的中间区域。

通过上面的分析,可以发现单缝衍射花样具有如下特点:

笔记

（1）各级衍射亮条纹的光强不相等,中央亮纹的光强最大,其他级次的亮纹的光强远小于中央亮纹的光强,并随着衍射级数 k 的增大而很快地减小。

（2）亮条纹到透镜中心所张的角度称为角宽度。在 θ 角较小时,由式（1-14）可得屏上各级暗纹到中心的角宽度为：

$$\Delta\theta \approx \sin\theta = k\frac{\lambda}{a}$$

中央亮纹是以 $k = \pm 1$ 的暗纹为界线的,故中央亮纹的角宽度为：

$$\Delta\theta_0 = 2\frac{\lambda}{a} \tag{1-16}$$

而其他亮纹是以其相邻的两暗纹 $(k+1, k)$ 为界线的,故其他亮纹的角宽度为：

$$\Delta\theta = (k+1)\frac{\lambda}{a} - k\frac{\lambda}{a} = \frac{\lambda}{a}$$

由此可见,中央亮纹的角宽度是其他亮纹角宽度的 2 倍。

（3）缝宽 a 对衍射花样的影响：由上知,中央亮纹的半角宽度为：

$$\Delta\theta = \frac{\lambda}{a} \tag{1-17}$$

上式称为衍射反比律。它揭示出,中央亮纹的半角宽度与波长成正比,与缝宽成反比。缝越窄,衍射越显著；缝越宽,衍射越不明显。当 $a \gg \lambda$ 时,$\Delta\theta \to 0$,各级衍射条纹亦向中央靠拢,密集得无法分辨,只能观察到一条亮条纹,这条亮纹相应于从单缝射出的光经直线传播后由透镜 L_2 所成的像。由此可见,当 $\lambda \ll a$ 时,衍射现象可忽略,光表现出直线传播现象；反之,波长 λ 愈大或缝宽 a 愈小,衍射现象就愈显著。所以,从理论高度上看,可将几何光学作为波动光学在 $a \gg \lambda$ 情况下的近似。

若以白光照射,中央亮纹将是白色的,而其两侧则呈现出一系列由紫到红的彩色条纹。

二、圆孔衍射

在图 1-9 所示的单缝衍射装置中,如果用一直径为 D 的小圆孔代替狭缝,那么在光屏上就可得到如图 1-12 所示的圆孔衍射的图样。图样的中央是一明亮的圆斑,周围是一组明暗相间的同心圆环。由第一暗环包围的中央亮斑称为艾里斑（Airy pattern）。

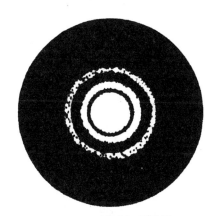

图 1-12　圆孔衍射图样

理论计算表明,艾里斑的光强占整个衍射光强的约 84%,其半角宽度（第一暗环对通过圆孔中心的法线的夹角）为：

$$\theta \approx \sin\theta = 1.22\frac{\lambda}{D} \tag{1-18}$$

笔记

若透镜 L_2 的焦距为 f，则屏上艾里斑的半径为：

$$r \approx f \tan \theta \approx f \sin \theta = 1.22 f \frac{\lambda}{D} \tag{1-19}$$

由此可见，圆孔愈小或波长愈长，所得艾里斑也越大，衍射现象越明显。

比较一下圆孔衍射的中央亮纹（艾里斑）的半角宽度和单缝衍射的中央亮纹的半角宽度，由式（1-18）和式（1-16）可知，除了一个反映几何形状不同的因数 1.22 外，在定性方面是一致的。即当波长 λ 远远小于障碍物（此处是缝宽 a 和圆孔 D 时，衍射现象可忽略；反之，波长 λ 愈大或障碍物（此处是缝宽 a 和圆孔 D）愈小，衍射现象就愈显著。

圆孔衍射对大多数光学仪器具有普遍意义，因为许多光学仪器的通光孔是圆形的，由此而产生的衍射图样将直接影响光学仪器的成像质量和分辨能力。在光学仪器的生产过程中，常用圆孔衍射现象来检验透镜的质量。

例题 1-3 估算眼睛瞳孔的艾里斑的大小。

解：人的瞳孔基本上是圆孔，直径 D 在 2～8mm 之间调节。取波长 λ=0.55μm，D=2mm，由式（1-18）可知艾里斑的半角宽度为：

$$\theta = 1.22 \frac{\lambda}{D} = 1.22 \times \frac{0.55 \times 10^{-3}}{2} = 3.4 \times 10^{-4} \text{rad} \approx 1'$$

人眼基本上是球形，新生婴儿眼球的直径约为 16mm，成年人眼球的直径约为 24mm。我们取 $f' \approx 20$mm，由式（1-19）可估算出视网膜上艾里斑的直径为：

$$d \approx 2 f' \tan \theta \approx 2 f' \theta = 2 \times 20 \times 10^3 \times 3.4 \times 10^{-4} = 13.6 \mu m$$

在 1mm² 的视网膜面元中，可以布满约 540 个艾里斑。

三、光学系统的分辨本领

利用光学系统观察物体时，根据几何光学原理，光线直线传播，只要消除了各种像差，则每一物点都对应一个像点，因而，物面上无论怎样微小的细节都可在像面上详尽无遗地反映出来。但是，由于衍射现象的存在，要详尽无遗地反映出来物面的细节是不可能的。实际上，每个物点所成的像都是一个有一定大小的衍射光斑，而不是一个几何点。若两物点靠得太近，它们的像（衍射光斑）彼此重叠，变得模糊不清。因此，衍射现象限制了光学系统分辨物体细节的能力。光学系统能分辨开两物点的最短距离称为分辨极限，它的倒数叫做光学系统的分辨本领（resolving power）。

设光学系统的通光口径为圆形光阑，由上面光的圆孔衍射知识知道，在夫琅禾费圆孔衍射的情况下，两物点 A_1 和 A_2 发出的光线经光学系统 L 后在光屏上所成的像实际上是两个衍射图样 A_1' 和 A_2'，每个衍射图样的中央是一明亮的圆斑（艾里斑），周围是一组明暗相间的同心圆环。若 A_1 和 A_2 相距较远，则相应的两个像 A_1' 和 A_2' 亦相距较远，并且，两个像的中央亮斑中心的间距大于单个中央亮斑的半径，在它们光强度的合成曲线中，两最大光强之间有一极小光强，很容易分辨出两个物点所成的像，如图 1-13（a）所示。当物点 A_1 和 A_2 太靠近时，则相应的两个像 A_1' 和 A_2' 的重叠部分增多，若两个中央亮斑中心的间距小于单个中央亮斑的半径，此时，从合成的衍射图样中或合成的光强度曲线中均无法分辨出有两个像斑，即光学系统不能分辨出相应的两个物点，如图 1-13（c）所示。那么，如何判定两物点所成像恰能被分辨呢？通常采用瑞利判据（Rayleigh's criterion）作为两个像恰能被分辨的标准，即：在两物点所成的两个像（衍射图样）之间，当一个衍射图样的中央亮斑中心刚好落在另一个衍射图样的中央亮斑的边缘（即一级暗纹）上时，就算两个像刚刚能被分辨。此时，相应的两物点之间的距离就是光学系统所能分辨的两物点间的最短距离，如图 1-13（b）所示。

笔记

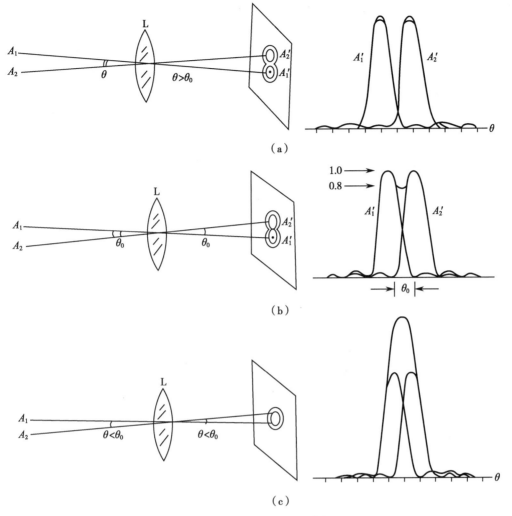

图 1-13　光学系统的分辨本领

　　计算表明，满足瑞利判据时，其总光强分布曲线中两最大光强之间的凹处的强度约为每一最大光强的 80%，一般人眼是刚刚能够分辨这种光强差别的。

　　若光学系统的圆形通光孔径为 D，则由式（1-18）可知，艾里斑的半角宽度为：

$$\theta = \frac{1.22}{D}\lambda$$

　　在瑞利判据下，θ 就是两衍射图样中心对光学系统主光轴的夹角，它与刚好能分辨开的两物点对光学系统主光轴的夹角 θ_0 相等，即 $\theta_0=\theta$，因而刚好被分辨开两物点的角距离：

$$\theta_0 = \theta = \frac{1.22}{D}\lambda$$

　　θ_0 称为光学系统的最小分辨角。此式表明，对于无限远的物点，通过圆形通光孔成像的光学系统，其通光孔径越大，能分辨开的两物点的角距离越小，分辨本领越大；所用光波的波长越短，分辨本领亦越大。

四、光栅衍射

　　广义地说，任何具有空间周期性的衍射屏都可以叫做衍射光栅（diffraction grating）。狭义而言，平行、等宽、等间隔的多狭缝即为衍射光栅。光栅有两种，一种是用于透射光衍射的透射光栅，另一种是用于反射光衍射的反射光栅，它们在结构上的共同特征是由一系列衍射单元重复排列而成。在一块很平的玻璃片上，用金刚石刀尖或电子束刻出一系列等宽

笔记

等距的平行刻痕,刻痕处因漫反射而不易透光,相当于不透光的部分,未刻过的地方相当于透光的狭缝,这样就做成了透射光栅。实用的光栅每毫米内有几十条、上千条甚至上万条刻痕,由此可见,刻划光栅是一件很难的技术,原刻的光栅是非常贵重的,实验室中通常使用的是复制的光栅。现在也经常利用全息摄影法来制造光栅,即在全息底板上记录一组等宽、等间隔的平行干涉条纹。光栅是现代光学仪器中的重要光学元件。

图 1-14 是光栅衍射的原理示意图,设缝的宽度为 a、两缝间不透光部分的宽度为 b,两者之和,即 $d=a+b$ 称为光栅常数(grating constant)。当平行光垂直照射到光栅 G 上时,光栅上的每一条狭缝都将在屏幕 E 的同一位置上产生单缝衍射的图样,又由于各条狭缝都处在同一波阵面上,所以,各条狭缝的衍射光也将在屏幕 E 上相干叠加,结果在屏幕 E 上形成了光栅的衍射图样。光栅衍射图样是单缝衍射和多缝干涉的总效果。

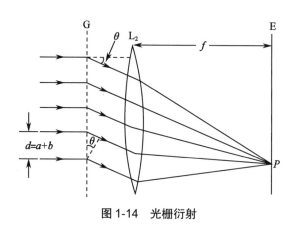

图 1-14 光栅衍射

在衍射角为任意角 θ 的方向上,从任意相邻两狭缝相对应点发出的光到达 P 点的光程差都是 $d\sin\theta$。由波的叠加规律可知,当 θ 满足:

$$d \sin \theta = \pm k\lambda, (k = 0, 1, 2, \cdots\cdots) \tag{1-20}$$

时,通过所有的缝发出的光到达 P 点时都是同相的,它们将彼此加强,形成亮条纹。式(1-20)称为光栅方程(grating equation)。式中 k 表示亮条纹的级数,$k=0$ 的亮条纹称为中央亮条纹(或零级像),$k=1, 2, \cdots\cdots$ 时分别称为第一级亮条纹(像)、第二级亮条纹(像)……。只有在满足光栅方程的那些特殊方向上,通过各缝发出的光才能彼此都加强。因此,光栅各级亮条纹细窄而明亮。

由光栅方程可以看出,光栅常数愈小,各级亮条纹的衍射角就愈大,即各级亮条纹分得愈开。对光栅常数一定的光栅,入射光波长愈大,各级亮条纹的衍射角也愈大。如果是白光入射,则除中央亮条纹外,其他各级亮条纹都按波长不同各自分开,形成光栅光谱(grating spectrum)。通过光栅光谱可以了解原子、分子的内部结构,还可以了解物质由哪些元素组成及每种元素所占的百分比,因此,光栅已成为光谱分析仪器的核心部件。

满足光栅方程只是产生亮条纹的必要条件,若 θ 角同时满足光栅方程式(1-20)和单缝衍射暗纹的条件式(1-14),则在光栅衍射图样上便缺少这一级亮条纹,这一现象称为光栅的缺级现象。所缺的级数 k,可由式(1-20)和式(1-14)推得,即:

$$d \sin \theta = \pm k\lambda, a \sin \theta = \pm k'\lambda$$

整理得:

$$k = \pm \frac{d}{a}k', k'=1, 2, 3, \tag{1-21}$$

例如,当 $d=3a$ 时,则缺级的亮条纹级数为 $\pm 3, \pm 6, \pm 9\cdots\cdots$。

例题 1-4 有一光栅,它每毫米包含有 400 条狭缝,其透光与不透光部分之比为 1:2。

笔记

如果用波长为 600nm 的黄光照明，那么可以观察到哪些衍射亮纹？

解：由题意知，$d = a + b = \dfrac{1}{400}$mm $= 2.5 \times 10^3$nm

由光栅方程式（1-20）：$d\sin\theta = \pm k\lambda$，得：

$$\sin\theta = \pm k\frac{\lambda}{d} = \pm k\frac{600}{2.5 \times 10^3} = \pm k \times 0.24$$

当 $k = 0, 1, 2, 3, 4$ 时，则对应的衍射角 $\theta = 0°, \pm14°, \pm29°, \pm46°, \pm74°$；而当 $k = 5$ 时，$\sin\theta = 1.2$，已无意义。因此，由光栅方程推知，可能观察到的衍射亮纹是：0, ±1, ±2, ±3, ±4 级。另外，还要考虑光栅的缺级现象。

又由题意知，$a/b = 1/2$，故有 $d/a = 3$。于是由式（1-21）知，缺级的亮条纹级数为 ±3，±6……。

综合起来考虑，能够观察到的衍射亮纹是：0, ±1, ±2, ±4 级。

第四节 光 的 偏 振

干涉和衍射现象证实了光的波动性，但不能说明光波是纵波还是横波。而光的偏振现象则证实了光的横波性质。

一、自然光与偏振光

光波是一种电磁波，电磁波的电场强度矢量 E 和磁场强度矢量 H 的振动方向都垂直于波的传播方向 v，并且它们之间也互相垂直，因此，光波是横波，具有偏振特性。历史上，马吕斯（E. L. Malus）早在 1809 年就在实验上发现了光的偏振现象。在光波的电矢量 E 和磁矢量 H 中，能引起感光作用和生理作用的主要是电矢量 E，所以，一般把电矢量 E 称为光矢量，把电矢量 E 的振动称为光振动，并以它的振动方向代表光的振动方向。

普通光源发出的光波是由大量互不相干的间歇波列组成的。虽然每个波列具有确定的振动方向，但是，由这些波列组成的光束在振动方向上随时间作无规则变化。在任何时刻，若光矢量在垂直于光传播方向的平面内可以取所有可能的方向，且没有哪一个方向比其他方向更占优势，也就是说，在所有可能的方向上的光矢量的振动次数和振幅的时间平均值相等，这样的光称为自然光（natural light），如图 1-15（a）所示。普通光源发出的光都是自然光。任何一个方向的光振动矢量均可分解为两个相互垂直的分量，因此，可以认为自然光是由两组振动方向相互垂直、强度相等（各等于自然光强度的 1/2）的光波组成，如图 1-15（b）所示。必须注意，自然光中各光矢量之间无固定的相位关系，因而任何两个光矢量不能合成为一个单独的光矢量。通常，用图 1-15（c）所示来表示自然光。

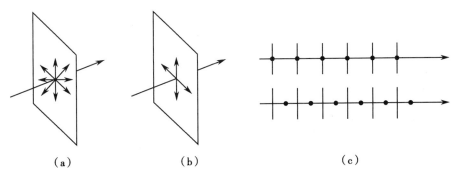

（a）　　　　　　（b）　　　　　　（c）

图 1-15 自然光的图示法

如果利用某种方法,将自然光中光振动矢量相互垂直的两组光波分开,就能得到光振动方向完全限于某一平面的光波。这种光振动矢量只在某一平面内沿某一确定方向振动的光,称为平面偏振光(plane polarized light),亦称为线偏振光(linear polarized light),简称偏振光,如图1-16(a)(b)所示。偏振光的振动方向和光的传播方向构成的平面称为偏振光的振动面,与振动面垂直而且包含有传播方向的平面称为偏振面。

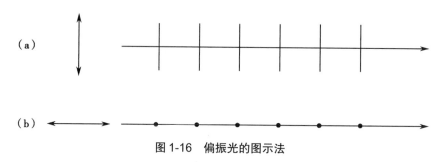

图1-16   偏振光的图示法

除了平面偏振光外,还有一种偏振光,它的光矢量随时间作有规律的变化,光矢量的末端在垂直于传播方向的平面上的轨迹呈现出椭圆或圆,这样的光称为椭圆偏振光(elliptical polarization light)或圆偏振光(circular polarization light)。

介于线偏振光和自然光之间还有一种部分偏振光(partial polarization light),它的光矢量在某一确定方向上最强,其他方向上较弱,如图1-17(a)(b)所示。

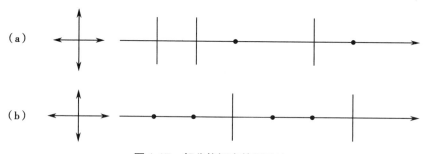

图1-17   部分偏振光的图示法

二、马吕斯定律

自然光通过某些装置后会变成偏振光。能够把自然光变成偏振光的装置叫做起偏器(polarizer)。起偏器的作用像一个滤板,它只让光波中沿某一特定方向振动的成分通过,因此,通过起偏器后的光波即成为在该特定方向振动的偏振光。

人眼不能分辨光波的振动方向,无法辨别自然光和偏振光。用于检测光波是否偏振并确定其振动方向的装置称为检偏器(analyser)。由起偏器和检偏器的作用可知,起偏器可作为检偏器使用,同样地,检偏器也可作为起偏器使用。

在图1-18中,用两块圆片P和A分别表示起偏器和检偏器。假设光波在通过起偏器和检偏器时,只有那些在片中平行线的方向上振动的光矢量才能通过,这个方向称为起偏器(或检偏器)的透射轴(XX)。在图1-18(a)中,自然光通过P(P的透射轴在水平方向)后,变成水平方向振动的偏振光;因为A和P的透射轴是一致的,所以,自然光通过P后变成的偏振光也能通过A,在A后面的视场变得明亮。如果把A绕光波传播方向旋转,A后面的视场会由明变暗;当旋转90°时,即A的透射轴方向和P的透射轴方向相互垂直,如图1-18(b)所示,则通过P后的偏振光不能通过A,A后面的视场将完全变暗,这种现象称为消光(extinction)。

笔记

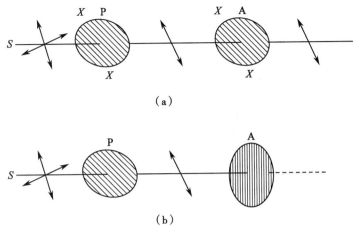

（a）

（b）

图 1-18 起偏和检偏

如果检偏器 A 和起偏器 P 的透射轴既不互相平行，也不互相垂直，而是成一个角度 θ，如图 1-19 所示，那么只有部分光波可以通过 A。假设通过 P 后的平面偏振光的振幅为 E_0，我们可以将它分解为沿 A 透射轴方向和垂直于这个方向的两个分量 E_1 和 E_2。显然，只有分量 E_1 才能通过检偏器 A。在不考虑反射和吸收的情况下，E_1 的量值是：$E_1 = E_0 \cos\theta$。因此，通过 A 的偏振光的强度 I 和通过前的强度 I_0 有如下的关系：

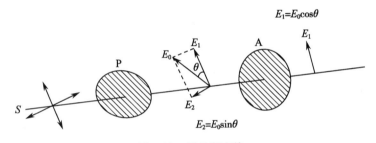

图 1-19 马吕斯定律

$$\frac{I}{I_0} = \frac{E_1^2}{E_0^2} = \frac{E_0^2 \cos^2\theta}{E_0^2} = \cos^2\theta$$

由此得：

$$I = I_0 \cos^2\theta \qquad (1-22)$$

这一公式称为马吕斯定律（Malus's law）。它指出，通过检偏器的偏振光的强度与检偏器的透射轴的方向有关，如果透射轴方向与入射光振动方向之间的角度为 θ，则通过它的光强与 $\cos^2\theta$ 成正比。

由式（1-22）可见，当 $\theta = 0°$ 或 $180°$ 时，$I = I_0$，光强最大；当 $\theta = 90°$ 或 $270°$ 时，$I = 0$，没有光从检偏器射出，这就是两个消光位置；当 θ 为其他值时，光强 I 介于 0 和 I_0 之间。

当用检偏器检验部分偏振光时，透射光的强度随其透射轴的方向而变，设透射光强度的极大值和极小值分别为 $I_{\max}$ 和 $I_{\min}$，则两者相差越大，就说明该部分偏振光的偏振程度越高，通常用偏振度（degree of polarization）P 来描述部分偏振光的偏振程度，它的定义为：

$$P = \frac{I_{\max} - I_{\min}}{I_{\max} + I_{\min}} \qquad (1-23)$$

显然，对于自然光有 $I_{\max} = I_{\min}$，$P = 0$；对于线偏振光 $I_{\min} = 0$，$P = 1$，即线偏振光是偏振度最大的光，故线偏振光亦称为全偏振光。

笔记

三、布儒斯特定律

有许多方法可以从自然光中产生偏振光。自然光在两种各向同性介质的分界面发生反射和折射时，反射光和折射光一般都是部分偏振光。在反射光中垂直于入射面的光振动强于平行入射面的光振动，而在折射光中，平行入射面的光振动强于垂直入射面的光振动，如图 1-20 所示。

1812 年，布儒斯特（D.Brewster，1781—1868）首先从实验中发现，反射光的偏振化程度和入射角有关。当入射角 i_o 和折射角 γ 之和等于 90° 时，即反射光和折射光相互垂直时，反射光即成为光振动垂直于入射面的完全偏振光（图 1-21），这时的入射角称为布儒斯特角（Brewster angle）或起偏角。根据折射定律有：

$$n_1 \sin i_0 = n_2 \sin \gamma = n_2 \cos i_0$$

即
$$\tan i_0 = \frac{n_2}{n_1} \tag{1-24}$$

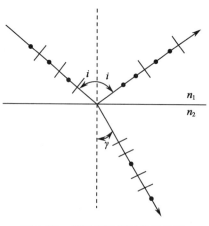

图 1-20　反射光和折射光的偏振

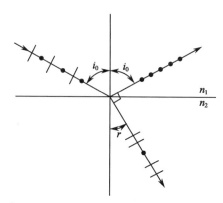

图 1-21　布儒斯特角

式（1-24）称为布儒斯特定律（Brewster's law）。当自然光以布儒斯特角入射到介质表面时，其反射光为平面偏振光（光振动垂直于入射面），折射光是部分偏振光。入射光中平行于入射面的光振动全部被折射，垂直于入射面的光振动也大部分被折射，而反射的仅是其中的一部分。因此，反射光虽然是完全偏振的，但光强较弱；而折射光虽然是部分偏振的，光强却很强。

实际应用中，常用玻璃片堆作起偏器。以布儒斯特角入射玻璃片时，反射光是完全偏振光，但光强较弱，仅占入射自然光总能量的约 7%。且改变了光的传播方向，在应用上不方便。常常利用折射光，虽然折射光是部分偏振光，但如果让自然光以布儒斯特角入射且连续通过许多相互平行的玻璃片堆，如图 1-22 所示，光线经过多个界面的反射和折射，折射光的偏振程度越来越高。当玻璃片足够多时，最后的折射光变成完全偏振光，折射光的振动面就是折射面。因此，玻璃片堆可以用作起偏器或检偏器。

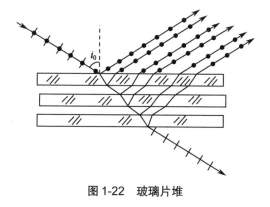

图 1-22　玻璃片堆

四、光的双折射

当一束光线在各向同性介质（如玻璃、水等）的表面折射时，折射光线只有一束，而且遵守折射定律。但是，当一束光在各向异性介质（如方解石晶体）的表面折射时，折射光线将分为两束，且沿不同方向传播，这种现象叫做光的双折射（double refraction 或

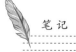

笔记

birefringence）。例如，当我们透过透明的方解石晶体（CaCO₃）观察书上的字迹时，可以看到字迹的双重像，如图 1-23 所示。

在双折射产生的两束折射光中，一束折射光总是遵守折射定律，这束折射光称为寻常光（ordinary ray），简称 o 光。另一束折射光则不遵守折射定律，它不一定在入射面内，而且对不同的入射角 i，$\sin i/\sin \gamma$ 的量值也不是常量，这束折射光称为非常光（extraordinary ray），简称 e 光。在入射角 $i=0$ 时，o 光沿原方向传播，e 光一般不沿原方向传播。此时如果把晶体绕光的入射方向慢慢转动，o 光始终不动，e 光则随着晶体的转动而转动，如图 1-24 所示。

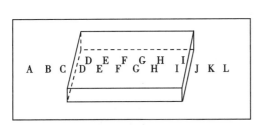

图 1-23　双折射现象

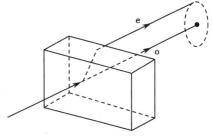

图 1-24　o 光和 e 光

在方解石晶体内存在一个特殊方向，光沿着这个特殊方向传播时，不发生双折射，这个特殊方向称为晶体的光轴（optical axis）。光轴仅标志双折射晶体的一个特定方向，任何平行于这个方向的直线都是晶体的光轴。只有一个光轴的晶体称为单轴晶体（uniaxial crystal）。有两个光轴的晶体称为双轴晶体（biaxial crystal）。方解石、石英、红宝石、冰等是单轴晶体。云母、硫磺、蓝宝石等是双轴晶体。本节的讨论仅限于单轴晶体。

在晶体中任一已知光线与光轴所组成的平面称为该光线的主平面（main plane）。o 光和 e 光都是偏振光，但是它们的振动方向不同。o 光的振动方向垂直于 o 光的主平面；e 光的振动方向在 e 光的主平面内。当晶体光轴在入射面内时，o 光和 e 光的主平面重合，o 光和 e 光的振动方向互相垂直。一般情况下，o 光的主平面与 e 光的主平面有一个不大的夹角，因而，o 光和 e 光的振动方向不完全垂直。

二维码 1-3
动画　o 光
和 e 光

双折射现象可以用惠更斯原理来说明。在晶体内部，o 光在各个方向上折射率相等，传播速度也相等；e 光在各个方向上的折射率不相等，传播速度也不相等。因此，在晶体中，子波源发出的 o 光的波阵面是球面，e 光的波阵面是旋转椭球面，如图 1-25 所示。由于 o 光和 e 光沿光轴方向具有相同的传播速度，因此，任何时刻 o 光和 e 光的两个波阵面在光轴上都是相切的。换言之，在光轴方向上，o 光和 e 光具有相同的传播速度和折射率。然而，在垂直于光轴的方向上，o 光和 e 光的传播速度相差最大。若 o 光的传播速度用 v_o 表示，折射率用 n_o 表示。e 光在垂直于光轴方向上的传播速度用 v_e 表示，折射率用 n_e 表示，真空中的光速用 c 表示，则有 $n_o=c/v_o$，$n_e=c/v_e$，n_o 和 n_e 称为晶体的主折射率。在有些晶体中，$v_o>v_e$，即 $n_o<n_e$，这类晶体称为正晶体（positive crystal），如石英和冰等。在另外一些晶体中，$v_o<v_e$，即 $n_o>n_e$，这类晶体称为负晶体（negative crystal），如方解石和红宝石等。

当自然光入射到晶体上时，波阵面上的每一点都可以作为子波源向晶体内发出球面子波和椭球面子波，作所有各点所发子波的包络面，即得晶体中 o 光的波面和 e 光的波面。从入射点引向相应子波波阵面与光波波面的切点的连线，就是晶体中 o 光、e 光的传播方向。图 1-26 分别作出了三种不同情况下单轴负晶体中 o 光和 e 光的传播方向。从图中（a）、（b）可以看出 o 光、e 光折射后沿不同方向传播，产生了双折射。在（c）图中，尽管 o 光、e 光的传播方向没有改变，但两者的波面并不重合，它们一快一慢沿同一方向传播，到达同一位置时，两者间有一定的相位差，仍然是有双折射的。

笔记

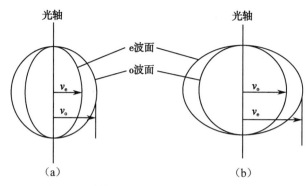

图 1-25 单轴正晶体和负晶体中的子波波阵面

(a)正晶体;(b)负晶体

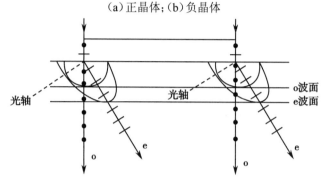

（a）

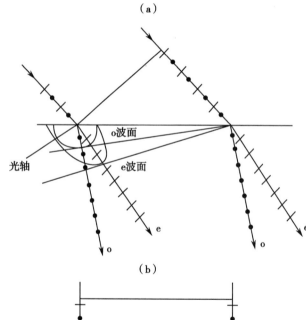

（b）

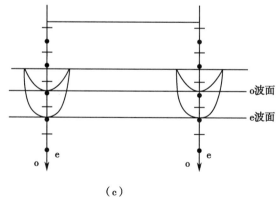

（c）

图 1-26 双折射的惠更斯波阵面

（a）光线垂直入射时的双折射现象；（b）光线倾斜入射时的双折射现象；

（c）正入射时晶体的双折射现象（晶体光轴与表面平行）

笔记

五、二向色性

有些晶体不仅能产生双折射，而且对寻常光（o 光）和非常光（e 光）具有不同的吸收本领（选择吸收），这种特性称为二向色性（dichroism）。例如电气石晶体，它对 o 光有强烈的吸收作用，而对 e 光则吸收很少。一般在 1mm 厚的电气石晶体内几乎就能把 o 光全部吸收掉，而 e 光只略微被吸收。自然光通过这样的晶体片后，就变成了偏振光。因此，电气石晶体也可用作起偏器或检偏器。除电气石晶体外还有一些有机化合物晶体，如碘化硫酸奎宁等亦具有二向色性。用具有二向色性的晶体可以制成起偏器和检偏器。

实际应用中，广泛使用的起偏器是人造偏振片，它是用人工方法制成的具有二向色性的晶片。最常用的偏振片是 H 偏振片，它是先把聚乙烯醇薄膜加热，沿一定方向拉伸 3～4 倍，然后浸入含碘的溶液中，取出烘干后而制成的。在制作过程中进行拉伸时，聚乙烯醇的长形碳氢化合物分子会沿拉伸方向规则地排列起来；浸入含碘溶液后，碘原子就会附着在沿直线排列的长链分子上，形成一条条能导电的碘分子链。由于电子可以沿着碘分子链运动，因此，偏振片将强烈地吸收沿碘分子链方向的电场。所以，电振动矢量平行于拉伸方向的偏振光将被吸收，不能通过偏振片。只有电振动矢量垂直于拉伸方向的偏振光才能透过。此外，常用的偏振片还有 K 偏振片。它是将聚乙烯醇薄膜放在高温炉中，通以氯化氢作为催化剂，除去聚乙烯醇分子中若干个水分子，形成聚合乙烯的细长分子，再单方向拉伸而成。

作为起偏器和检偏器，偏振片虽然还有一些缺点，例如，还不能使自然光 100% 的偏振化，对不同波长能量的吸收具有选择性。但是，由于偏振片的制造工艺简单，而且面积可以做得很大，重量又轻，价格又低廉，所以，在实验和日常生活中应用很广。

六、物质的旋光性

阿喇果（D. Arage）于 1811 年首先发现，一束平面偏振光沿石英晶体的光轴方向入射时，虽不发生双折射，但它的振动面将沿光轴旋转，直至离开晶体为止。后来在许多其他晶体如氯酸钠（$NaClO_3$）和溴酸钠（$NaBrO_3$）等以及某些液体如松节油、糖的水溶液和酒石酸溶液等中也发现了这种现象。这种偏振光通过物质时振动面发生旋转的现象称为旋光现象（optical activity）。能使偏振光的振动面旋转的性质，称为旋光性。具有旋光性的物质称为旋光物质。

实验表明，偏振光振动面旋转的角度 ψ 与下列因素有关：

1. 对于石英或液态化合物，当所用光源为单色平面偏振光，旋光物质使振动面旋转的角度 ψ 与平面偏振光通过的旋光物质的厚度 L 成正比，即：

$$\psi = \alpha L \tag{1-25}$$

式中比例常数 α 叫旋光率（specific rotation）。

2. 对溶液而言，振动面旋转的角度 ψ 除与旋光物质的厚度 L 成正比外，还与溶液中旋光物质的浓度 c 成正比，即：

$$\psi = \alpha c L \tag{1-26}$$

旋光率与物质的种类及光的波长有关。不同物质的旋光率不同；对于同一种物质，旋光率 α 的值与偏振光的波长有关，即对给定长度的旋光物质，不同波长的偏振光将旋转不同的角度，这种现象称为旋光色散。一般来说，旋光率随波长的增加而减小，但也有反常情况。温度对旋光率的影响一般是不太大的。对大多数物质来说，温度每增加 1℃，旋光率只减小约 1/1000 左右。固体物质的旋光率 α 在数值上等于单位长度的旋光物质所引起的偏振光的振动面的旋转角度；溶液的旋光率 α 在数值上等于单位长度的单位浓度的溶液所引起

笔记

的偏振光的振动面旋转的角度。旋光率一般用 $[\alpha]_\lambda^t$ 表示，t 指温度，λ 指偏振光的波长。因此，式（1-26）也可写为：

$$\psi = [\alpha]_\lambda^t \frac{C}{100} L \qquad (1-27)$$

式中浓度 C 以100ml溶液中溶质的克数为单位，L 以分米为单位，$[\alpha]_\lambda^t$ 单位为 $(° \cdot dm^{-1} \cdot g^{-1} \cdot cm^3)$。方程式（1-27）常用于测定旋光性溶液的浓度。所用仪器叫偏振计（polarimeter），它测定旋光物质浓度的方法迅速可靠，在药物分析及检验中广泛采用。许多化合物，如樟脑、可卡因、尼古丁及各种糖类都用这种方法测定。测定糖溶液浓度的偏振计叫做糖量计。

偏振光的振动面在旋光物质中的旋转有左旋和右旋之分。观察者迎着光线看去，若振动面沿反时针方向旋转，称为左旋（laevo-rotatory），这种物质叫做左旋物质，其旋光率为负值；若振动面沿顺时针方向旋转，称为右旋（dextro-rotatory），这种物质叫做右旋物质，其旋光率为正值。光的振动面究竟是左旋还是右旋，与旋光物质的结构有关。石英和许多有机物质都具有左、右旋两种旋光异构体。某些药物也有左、右旋之分，且左旋药和右旋药疗效不同。一些生物物质如不同的氨基酸和 DNA 等也有左右旋的不同，等等。

菲涅耳对物质的旋光性作了唯象解释，他指出，如果假定一束线偏振光在旋光晶体中沿光轴传播时，分解成了左旋和右旋圆偏振光，它们的传播速度略有不同，或者说它们的折射率不同，经过旋光晶片后产生了附加的相位差，从而使出射的合成线偏振光的振动面有了一定角度的旋转。

如果旋光物质对特定波长的入射光有吸收，而且对左旋和右旋圆偏振光的吸收能力不同，那么，在这种情况下，不仅左旋和右旋圆偏振光的传播速度不同，而且振幅也不同。于是，随着时间的推移，左右旋圆偏振光的合成光振动矢量的末端，将循着一个椭圆的轨迹移动，这就是说，由速度不同、振幅也不相同的左右旋圆偏振光叠加所产生的不再是线偏振光，而是椭圆偏振光，这种现象称为圆二色性。

在研究分子的内旋转、分子的相互作用以及微细立体结构方面，旋光法和圆二色性法有着其他方法不可替代的作用。

第五节　光 的 散 射

在光学性质均匀的介质中或两种折射率不同的均匀介质的界面上，无论光的直射、反射或折射，都仅限于在特定的方向上（遵从几何光学规律的光线），而在其余方向光强则等于零。例如，我们沿光束的侧向进行观察就看不到光，但当光束通过光学性质不均匀的物质时，从侧向却可以看到光，这个现象叫做光的散射（light scattering）。

散射会使光在原来传播方向上的光强减弱，它遵从下列指数规律：

$$I = I_0 \exp[-(\alpha_a + \alpha_s)] \qquad (1-28)$$

式中 α_a 是吸收系数，α_s 是散射系数，其两者之和称为衰减系数。

光学性质的不均匀可能是由于均匀物质中散布着折射率与它不同的其他物质的大量微粒；也可能是由物质本身组成部分（粒子）不规则的聚集所造成的。例如尘埃、烟、雾、悬浮液、乳状液以及毛玻璃等。

按不均匀团块的性质，散射可分为两大类：

1. 悬浮质点的散射　如胶体、乳浊液，含有烟、雾、灰尘的大气中的散射属于此类。

2. 分子散射　即使十分纯净的液体或气体，也能产生比较微弱的散射，这是由于分子热运动造成密度的局部涨落引起的。这种散射，称为分子散射。物质处在临界点时密度涨落很大，光线照射在其上，就会发生强烈的分子散射，这种现象叫做临界乳光。

笔记

通常根据能量是否损失将散射分为弹性和非弹性散射两大类：散射光与入射光的频率和波长保持一致的散射称为弹性散射，如：瑞利散射（Rayleigh scattering）和米散射（Mie scattering）；散射光的频率和波长不同于入射光的散射称为非弹性散射，如：拉曼散射（Raman scattering）和布里渊散射（Brillouin scattering）。

一、瑞利散射定律

为了解释天空为什么呈蔚蓝色，瑞利研究了细微质点的散射问题，提出了散射光强与λ^4成反比的规律，这就是有名的瑞利散射定律（Lord Rayleigh，1871年）。瑞利定律的适用条件是散射体的尺度比光的波长小。

例如，由于大气散射，晴朗的天空常呈现浅蓝色。而大气散射一部分来自悬浮的尘埃，大部分则是氧气和氮气的密度涨落引起的分子散射，由于后者的尺度比前者小得多，所以，瑞利散射作用更明显。在可见光中，红光波长是蓝紫光波长的1.8倍。根据瑞利散射定律，如果入射的蓝紫光的光强与红光光强相等，则蓝紫光的散射光强大约是红光的散射光强的10倍。因此，浅蓝色和蓝色光比黄色和红色的光散射得更厉害，故散射光中波长较短的蓝光占优势，晴朗的天空会呈现浅蓝色。由此，不难理解，雨过天晴后，天空会蓝得格外美丽。

二、米散射

较大颗粒对光的散射不遵从瑞利的λ^4反比律。米（G. Mie，1908年）和德拜（P.Debye，1909年）以球形质点为模型详细计算了电磁波的散射。他们的计算适用于任何大小的球体。球的半径a和波长λ之比是用参量k_a来表征的（$k_a = 2\pi a/\lambda$）。米-德拜的散射理论证明：只有$k_a < 0.3$时，瑞利的λ^4反比律才是正确的。当k_a较大时，散射强度与波长的依赖关系就不十分明显了。后一种散射其强度分布复杂且不对称，称为米散射。米散射中光的波长、频率不发生变化。

例如，白云对可见光的散射。白云是大气中的水滴组成的，由于这些水滴的半径与可见光的波长相比已不算很小，瑞利散射不再适用。这样，水滴产生的散射与波长的关系不大，这就是云雾呈现白色的缘由。低层大气中含有较多的尘粒，这里的散射以米散射为主，阳光被散射后基本上仍为白光，因此，地平线附近的天际为灰白色或灰青色。清晨，在茂密的树林中，常常可以看到从枝叶间透过的一道道光柱，类似这种自然界现象就是丁达尔现象（Tyndall），为米散射的一种表现。

三、喇曼散射

瑞利散射不改变原入射光的频率。1928年，喇曼（印度人）和曼杰利什塔姆（苏联人）在研究液体和晶体内的散射时，几乎同时发现散射光中除与入射光的原有频率ω_0相同的瑞利散射线外，谱线两侧还有频率为$\omega_0 \pm \omega_1$，$\omega_0 \pm \omega_2$，……散射线存在。这种现象称为喇曼散射（苏联称之为联合散射）。

喇曼散射的方法为研究分子结构提供了一种重要的工具，用这种方法可以很容易而且迅速地定出分子振动的固有频率，也可以用它来判断分子的对称性、分子内部的力的大小以及一般有关分子动力学的性质。分子的光谱本来在红外波段，喇曼效应把它转移到可见和紫外波段来研究，在很多情形下，它已成为分子光谱学中红外吸收方法的一个重要补充。

在出现激光之前，喇曼散射光谱已成为光谱学的一个分支。激光问世以来，当光强达到一定水平时，还可出现受激喇曼散射等非线性效应。

拉曼散射的强度极小，约为瑞利散射的千分之一。

笔记

四、布里渊散射

如前所述，喇曼散射是有分子振动参与的光散射过程。在晶体中的振动有较高频的光学支和低频的声学支两种，前者参与的光散射就是喇曼散射，后者参与的光散射叫布里渊散射（L. Brillouin，1921 年）。

利用布里渊散射，并经过高解析光谱分析，可以研究物质基本性质（弹性、磁性相变）及多种交叉效应（压电、磁弹、光弹等）。

利用激光产生的受激布里渊散射，可致细胞破裂，出现水肿。

还要指出的是：散射光是部分偏振的，蜜蜂能够感知天空散射的偏振光，利用其偏振性辨别方向。

第六节   傅里叶光学基础

一、概述

光学是一门很古老的学科。然而，从 20 世纪 40 年代后期以来，光学在理论方法上和实际应用上都有许多重大的突破和进展。1948 年全息术的提出，1955 年作为像质评价的传递函数的兴起，1960 年激光器的诞生，它们是现代光学中有重要意义的三件大事。连同后来由于有了激光的重新装备而迅速发展起来的薄膜光学、纤维光学、集成光学等应用光学诸方面，使光学这门历史悠久的学科焕发了青春，它正以自身深刻的变革和日益扩展的应用领域，引人注目地活跃在现代物理学和现代科学技术的广阔舞台上。

光学的重要发展之一，是将数学中的傅里叶变换和通讯中的线性系统理论引入光学，形成了一个新的光学分支——傅里叶光学，也称变换光学。目前，变换光学大体指两类内容：一是傅里叶光谱仪中存在的那类变换关系：

$$\boxed{干涉图} \leftrightarrow \boxed{光谱图}$$

它从干涉强度的空间频谱中提取光源辐射的时间频谱（即通常说的光谱）。另一类是相干成像系统和不相干成像系统中存在的变换关系：

$$\boxed{物} \leftrightarrow \boxed{像}$$

这第二类光学变换的内容相当丰富，它包括：光学空间滤波和信息处理，光学系统的脉冲响应和传递函数，波前再现和全息术，等等。变换光学的基本思想是用空间频谱的语言分析光信息，用改变频谱的手段处理相干成像系统中的光信息，用频谱被改变的眼光评价不相干成像系统（光学仪器）中像的质量（像质）。

在通信原理中，一个通信系统所接收或传递的信息，（例如一个受调制的电压波形），通常具有随时间而变的性质。而通常用来成像的光学系统，处理的对象是物平面和像平面上的光强分布。如果借用通讯理论的观念，我们完全可以把物平面的光强分布视作输入信息，把像平面的光强视作输出信息。这样，光学系统所扮演的角色相当于把输入信息转变为输出信息，只不过光学系统所传递和处理的信息是随空间变化的函数。从数学的角度看，随空间变化的函数与随时间变化的函数，其数学变化规律并无实质性的差别。也就是说，傅里叶变换应该可以帮助我们从更高的角度来研究光学中若干新的理论与实际问题。

傅里叶光学所讨论的物理内容，尽管仍然是光的传播、干涉、衍射和成像所遵循的规律，但由于傅里叶分析方法的引入，使我们有可能对于早已熟悉的许多光学现象的内在联系，从理论上及数学方法上获得更系统的理解，进行更深入的探讨。尤其重要的是，由此引入的空间频率和频谱的概念，已成为目前迅速发展的光学信息处理、像质评价、成像理论等

笔记

的基础。

20 世纪 90 年代迅速发展的分数傅里叶光学是傅里叶光学的发展和延拓,为光学信息处理开辟了更广的领域。

傅里叶光学的基本规律并未超出传统波动光学的范围,它仍然以经典波动光学原理为基础,它是干涉和衍射的综合和提高,它与衍射,特别是与夫琅和费衍射息息相关。

下面,我们先介绍一下傅里叶光学中的几个基本概念,然后,再讨论一下傅里叶变换。为有兴趣的读者进一步提高对光学知识的理解和深入学习新知识奠定必要的基础。

二、傅里叶光学的几个基本概念

(一)空间频率

波动光学理论告诉我们,波动是一个时空过程,沿 z 方向传播的单色平面光波的表达式为:

$$\psi = A_0 \cos 2\pi (\frac{t}{T} - \frac{z}{\lambda})$$

或

$$\psi = A_0 \cos(\omega t - kz)$$

单色平面光波最显著的特点是它的时间周期性和空间周期性,它反映出单色光波是一种时间(t)无限延续、空间(z)无限延伸的波动。为了描述单色光波的时间周期性,通常将周期 T 称为单色光波的时间周期,它的倒数 $\nu = \frac{1}{T}$ 称为时间频率,将 $\omega = \frac{2\pi}{T}$ 称为时间角频率;与此类似,为了描述单色光波的空间周期性,通常将波长 λ 称为单色光波的空间周期,$\frac{1}{\lambda}$ 称为空间频率,将波数 $k = \frac{2\pi}{\lambda}$ 称为空间角频率。因此,空间频率是在空间呈现正弦(或余弦)分布的几何图形或物理量在某个方向上单位长度内重复的次数,其单位为周 / 厘米。如果两个单色波沿其传播方向有着不同的空间频率,这就意味着它们有不同的波长。

单色光波的时间周期性和空间周期性紧密相关,彼此之间通过关系式 $\lambda = vT$ 联系起来,因此,周期、频率是描述波在时间上重复性的物理量,空间周期和空间频率是描写波在空间上重复性的物理量。

空间频率是傅里叶光学中最基本的概念,我们应首先对它有一个正确的认识,就物理概念而言,时间比空间抽象。而从描述方式上来看,空间比时间复杂,前者是三维的,后者是一维的。

(二)复振幅

为了运算方便,通常将单色平面光波的方程写成复数形式,波动方程则是复数表式的实数部分,即:

$$\psi = \text{Re}[A_0 e^{-i(\omega t - kz)}]$$

上式通常还可省去实部符号 Re,简写成:

$$\psi = A_0 e^{-i(\omega t - kz)}$$

以便用简易的复数运算代替冗繁的三角运算。

进一步还可将上式的时间位相因子和空间位相因子分开:

$$\psi = A_0 e^{ikz} e^{-i\omega t} = \tilde{E} e^{-i\omega t}$$

通常将振幅 A_0 和空间位相因子 e^{ikz} 的乘积 $A_0 e^{ikz}$ 称为复振幅。在大多数情况下,若不考虑光波随时间的变化,可以用复振幅表示光波,使计算简化。

应该指出,上述波动方程是在假定平面波沿 z 方向传播的前提下得到的,若平面波沿空

笔记

间任一方向 $k=kk_0$（k_0 为单位矢量）传播，其波动表式则为：

$$\psi = A_0 e^{-i[\omega t - k(r \cdot k_0)]}$$

式中 r（x, y, z）为平面波面上任一点 P 的位置矢量，即：

$$\psi = A_0 e^{-i(\omega t - k \cdot r)} \tag{1-29}$$

相应的复振幅为：

$$\tilde{E} = A_0 e^{ik \cdot r}$$

设 k 方向的方向余弦为（$\cos\alpha, \cos\beta, \cos\gamma$），那么：

$$\tilde{E} = A_0 e^{ik(x\cos\alpha + y\cos\beta + z\cos\gamma)} \tag{1-30}$$

三、傅里叶变换

根据傅里叶分析，可以将满足一定条件的一维函数（例如时间函数或空间函数）$f(x)$ 展开成一系列基元函数 $e^{i2\pi vx}$ 的线性叠加，得：

$$f(x) = \int_{-\infty}^{\infty} F(v)e^{i2\pi vx}dv \tag{1-31}$$

式中：

$$F(v) = \int_{-\infty}^{\infty} f(x)e^{-i2\pi vx}dx \tag{1-32}$$

$F(v)$ 称为函数 $f(x)$ 的傅里叶变换，$f(x)$ 称为 $F(v)$ 的傅里叶逆变换。为了书写方便，通常分别以符号表示为：

$$f(x) = \mathcal{F}^{-1}[F(v)]$$
$$F(v) = \mathcal{F}[f(x)]$$

故 $F(v)$ 和 $f(x)$ 构成傅里叶变换对。式（1-31）中，函数 $F(v)$ 代表空间频率为 v 的成分所占的相对比例（即权重）的大小。故傅里叶变换 $F(v)$ 也称作 $f(x)$ 的空间频谱函数，简称空间频谱或频谱。

在光学中，衍射孔或缝的光场是二维信息，同理可以将满足一定条件的二维函数 $f(x,y)$ 展开成一系列基元函数 $e^{i2\pi(ux+vy)}$ 的线性叠加。

$$f(x,y) = \int_{-\infty}^{\infty}\int_{-\infty}^{\infty} F(u,v)e^{i2\pi(ux+vy)}dudv \tag{1-33}$$

式中：

$$F(u,v) = \int_{-\infty}^{\infty}\int_{-\infty}^{\infty} f(x,y)e^{-i2\pi(ux+vy)}dxdy \tag{1-34}$$

$F(u,v)$ 称为函数 $f(x,y)$ 的傅里叶变换，$f(x,y)$ 称为 $F(u,v)$ 的傅里叶逆变换。$F(u,v)$ 和 $f(x,y)$ 构成了傅里叶变换对。如果用符号表示，则上述两式分别表示为：

$$f(x,y) = F^{-1}[F(u,v)]$$
$$F(u,v) = F[f(x,y)]$$

u, v 分别代表各基元函数 $e^{i2\pi(ux+vy)}$ 沿 (x,y) 方向的空间频率，$F(u,v)$ 代表空间频率为 (u,v) 的成分所占相对比例的大小，即 $F(u,v)$ 为 $f(x,y)$ 的频谱。

四、傅里叶变换在光学成像中的应用

从傅里叶分析来说，两次衍射的成像过程实质上就是对二维光场的复振幅分布进行两次傅里叶变换过程。第一次傅里叶变换的作用就是把光场的空间分布变成空间频率分布，第二次傅里叶变换的作用是将空间频率分布重新组合还原到光场的空间分布。在透镜的孔径足够大的情况下，经过两次傅里叶变换得到像的分布和物的分布可以看做是准确对应的。

（李宾中）

二维码 1-4
扫一扫，测一测

笔记

第二章

几何光学成像

本章学习要点

- 掌握：几何光学的基本定律及其应用；用公式法及作图法，确定球面（平面）反射、球面（平面）折射、透镜及组合光学系统等的成像规律。
- 熟悉：物、像的概念及物、像虚实的判别；几何光学的符号规则；棱镜的成像及其应用；光学系统的基点和基面的概念及其位置的计算。
- 了解：光线和光束的相关概念；费马原理及光程的概念；理想光学系统的概念及其意义。

关键词　几何光学的基本定律　球面反射成像　球面折射成像　透镜成像　理想光学系统的组合

几何光学是指撇开光的波动性，仅以光的直线传播性为基础，研究光在透明介质中传播规律的光学。几何光学的理论基础是由实际观察和实验得到的几个基本定律：光的直线传播定律，光的独立传播定律及光的反射定律和折射定律。

由于光的直线传播性对于光的实际行为只具有近似的意义，因此，以它作为基础的几何光学，只能应用于有限的范围和给出近似的结果。在所研究的对象中，若其几何尺寸远远大于所用光波的波长，例如，对有一定大小的透镜，研究由它们成像的物距和像距等，则由几何光学可以获得与实际基本相符的结果；反之，当其几何尺寸可以跟波长相比，如透镜的孔径非常小，或者虽然透镜有一定的大小，但研究的问题是"像点"的细微结构时，则由几何光学所获得的结果与实际的结果会有显著的差别，甚至相反。用波动光学研究任何情况下光的传播问题，都能得到严格的解，几何光学只不过是波动光学在一定条件下的近似。尽管如此，由于几何光学在应用上的简便，以及在实际上并不总需要严格的解，所以它仍为研究光传播问题的有力工具。

第一节　基本概念与基本原理

一、光线

在光波传播的空间中，与波面垂直且指向波的传播方向的线称为波线（法线）。波线代表振动传播的方向，也代表光波能量流动的方向。因此，在几何光学中将光的波线称为光线，可用一条表示光的传播方向的几何线来代表光，如图2-1所示。

二、光束

空间中具有一定关系的光的集合，称为光束。

二维码2-1
PPT　第二章第一节

笔记

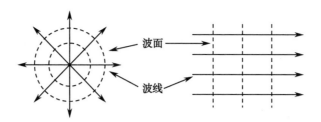

图 2-1　波面和波线

（一）光束的分类

自某点发出的光或会聚到一点的光构成的光束，称为单心光束（或同心光束）。按波动光学的观点，波面的法线即为光线，所以，在各向同性的均匀介质中，单心光束与球面波对应，而发光点在无限远的单心光束与平面波对应。单心光束分为发散光束、会聚光束和平行光束，如图 2-2（a）、（b）和（c）所示。作为光学系统成像的对象实物，它的每一点都发出一个单心光束。

另一种光束，是由不相交于一点的有一定关系的光线的集合构成，称为像散光束。在各向同性的均匀介质中，像散光束与非球面的高次曲面波对应，如图 2-2（d）所示。

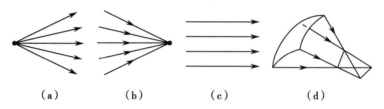

（a）　　　　（b）　　　　（c）　　　　（d）

图 2-2　光束分类
（a）发散光束；（b）会聚光束；（c）平行光束；（d）像散光束

（二）聚散度

光束相对某参考面或参考点会聚或发散的程度用聚散度表示。光束的聚散度等于实际光束（或光线）所在空间介质的折射率 n 与光束的发出点（或会聚点）到参考面（或点）的距离 l 之比，用 L 表示，即：

$$L = \frac{n}{l} \tag{2-1}$$

l 的单位为米，用 m 表示，L 的单位为屈光度（diopters），用 D 表示，$1D = 1m^{-1}$。l 的符号规则：以参考面（或点）为起点，逆光线方向 l 取负值，顺光线方向 l 取正值。

例题 2-1　试计算图 2-3 中各光束的聚散度。

解：图 2-3（a）中，光束所在空间介质的折射率 $n = 1$，参考面到光束发出点的距离 $l = -0.1m$，则光束的聚散度为：

$$L = \frac{1}{-0.1} = -10D$$

图 2-3（b）中，光束所在空间介质的折射率 $n = 1.5$，参考面到光束发出点的距离 $l = -\infty$，则光束的聚散度为：

$$L = \frac{1.5}{-\infty} = 0D$$

图 2-3（c）中，光束所在空间介质的折射率 $n = 4/3$，参考面到光束会聚点的距离 $l = 0.15m$，则光束的聚散度为：

$$L = \frac{4/3}{0.15} = 8.89D$$

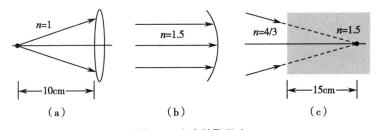

图 2-3 光束的聚散度
(a)发散光束;(b)平行光束;(c)会聚光束

三、折射率

对于某种波长的单色光,在真空中的光速与在某种透明介质中的光速之比称为这种介质对这种单色光的绝对折射率(以下简称折射率)。

$$n = \frac{c}{v} \tag{2-2}$$

n 表示介质对某单色光的折射率;c 表示真空中的光速;v 表示介质中的光速。

例如:冕玻璃对波长 656.27nm 的红光的折射率为 1.5146;对波长 587.56nm 的黄光的折射率为 1.5176 等。

两种介质相比较,把光速(在该介质中光的速度)大的介质叫做光疏介质,光速小的介质叫光密介质。光疏介质与光密介质相比,它的光速大,绝对折射率小。例如:水与玻璃比较,由于玻璃的折射率比水的折射率大,故水为光疏介质,玻璃为光密介质;类似,空气与水比较,空气为光疏介质,水为光密介质。

四、几何光学的基本定律

(一)光的直线传播定律

光在各向同性、均匀介质中沿直线传播,即在各向同性、均匀介质中光线为一直线。例如:真空、光学玻璃、静止稳定的空气等均属此类介质。点光源照射到不透明的物体后,可在屏幕上得到清晰的物体的影子;激光束穿过有一定尘埃的空气,空间中显示出一条亮线等,这些例子都可验证光的直线传播性。

(二)光的独立传播定律

来自不同方向或由不同物体发出的光相遇后,在相遇处各自沿原方向前进而互不影响。眼睛能够分辨视野内看到各个物体,并且各个物体的样子不改变,说明各个物体发出的或反射的光,在进入眼睛前可能相遇,但它们互不影响、各自传播。

(三)光的反射定律和折射定律

当光由一种介质进入另一种介质时,光在两种介质的分界面上被分为反射光线和折射光线,如图 2-4 所示。对于这两条光线的行进方向,可分别由反射定律和折射定律来描述。

1. 反射定律 入射光线 AB,分界面 B 点的法线 NB 和反射光线 BC,三者在同一平面内,并且反射光线与法线间的夹角 $-r$(反射角)等于入射光线与法线间的夹角 i(入射角),即:

$$i = -r \tag{2-3}$$

角度的正、负号规定:自法线转向光线的锐角,顺时针为负;逆时针为正。

2. 折射定律 入射光线 AB,分界面 B 点的法线 NB 和折射光线 BD,三者在同一平面内,并且入射角 i 的正弦与折射角 i'(折射光线和法线间的夹角)的正弦之比,等于折射光线一侧介质的折射率 n' 与入射光线一侧介质的折射率 n 之比,即:

$$\frac{\sin i}{\sin i'} = \frac{n'}{n} \text{或} n\sin i = n'\sin i' \tag{2-4}$$

笔记

　　显然,n'/n 是一个取决于两种介质光学性质及光波波长的常数,它与入射角 i 和折射角 i' 的大小无关。

　　3. 光的全反射　一般情况下,光入射到两种透明介质分界面时,将同时发生反射和折射现象。但是,在特定条件下,即光从光密介质入射至光疏介质时,且入射角超过临界角 i_c 时,光会全部被界面反射而无折射现象,这种现象称为全反射,如图 2-5 所示。根据折射定律:当折射角 i' 等于 90°时对应的入射角 i 即为临界角,用 i_c 表示为:

$$i_c = \arcsin \frac{n'}{n} \tag{2-5}$$

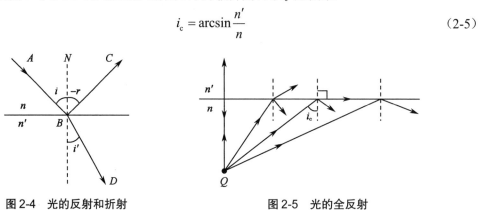

图 2-4　光的反射和折射　　　　　　图 2-5　光的全反射

　　发生全反射的条件:入射光线所在介质的折射率大于折射光线所在介质的折射率,即 $n>n'$,根据折射定律,在此前提下入射角总是小于折射角;入射角等于或大于临界角,即 $i \geq i_c$。

　　全反射现象在光学仪器中有着重要的应用。例如,为了转折光路可以使用全反射棱镜,如图 2-6 所示;光学纤维(光纤)也是利用全反射原理来传输光的,如图 2-7 所示。单根光纤由内、外两层透明介质,即高折射率玻璃的芯子和低折射率玻璃的包皮所构成,进入光纤的光束在芯子材料和包皮材料的分界面上入射角大于临界角的光线不断地全反射,直到光传输到光纤的另一端。

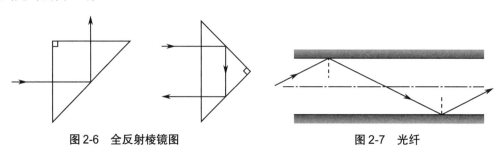

图 2-6　全反射棱镜图　　　　　　　图 2-7　光纤

五、光路可逆性原理

　　如图 2-8 所示,AO 为入射光线,OB 为反射光线。如果让光逆着反射光线 OB 的方向射到镜面上,那么,它被反射后就会逆着原来的入射光线 AO 的方向射出。光的这种传输性质称为光路可逆性原理。几何光学中的光路均是可逆的。

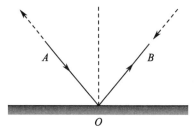

图 2-8　光路可逆性原理

笔记

六、费马原理

（一）光程

如图 2-9（a）所示，假设在相同的时间 Δt 内，光在真空中和某种介质中传播的路程为 l 和 s，则有关系式：

$$\Delta t = \frac{l}{c} = \frac{s}{v} = \frac{s}{c/n} = \frac{ns}{c}$$

则有：

$$l=ns \qquad (2-6)$$

上式表明：在相同时间内，光在真空中传播的路程等于光在介质中传播的路程与该介质折射率的乘积，通常将 ns 称为光程，用 l 表示。

借助光程的概念，可将光在介质中传播的路程折算为光在真空中传播的路程，这样便于比较光在不同介质中所传播路程的长度。

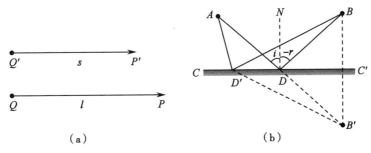

图 2-9　光程
（a）光程；（b）费马原理示例

（二）费马原理

光从空间中的一点到另一点是沿着光程为极值的路程传播的。或者说，光沿着光程值为最小、最大或常量的路径传播，这是几何光学中最普遍的基本原理，称为费马原理。其数学表达式为：

$$l = \int_A^B nds \qquad (2-7)$$

下面仅举反射情况一例，说明费马原理的正确性。如图 2-9（b）所示，可以证明：自 A 点发出的光线在平面 CC' 上由 D 点反射后通过 B 点，遵守反射定律的光线 ADB，其光程较其他任一光线 $AD'B$ 的光程都小。可见，依照反射定律或费马原理，对上述平面反射所得的唯一结论是：所有从 A 点发出而被平面 CC' 反射的光线，除光线 ADB 外，都不能通过 B 点。

七、几何光学成像的一些基本概念

（一）实像与虚像

若自点物发出的单心光束，经光学系统后仍为单心光束，则发出单心光束的"心"称为点物，经光学系统后的单心光束的"心"称为点像。经光学系统后的单心光束如果是会聚光束，光束的"心"是实际光线的会聚点，这样的像为实像（real image），如图 2-10（a）所示；经光学系统后的单心光束如果是发散光束，实际光线无法到达光束的"心"，而是实际光线的延长线通过光束的"心"所成的像为虚像（virtual image），如图 2-10（b）所示。实像点可以被屏幕或底片显示或接收，因为那个位置是实际光线的会聚点；虚像点可以被眼睛感受，但不能在屏幕或底片上得到。

笔记

（二）实物与虚物

对光学系统而言，若入射的单心光束是发散的，则作为发光的"心"就是实物（real object），如图 2-10（a）、（b）和图 2-11 中的物点 Q；若入射的单心光束是会聚的，则会聚的"心"就是虚物（virtual object），如图 2-11 中 Q'。其实，真实的发光点都是实物，虚物仅出现在多个光学系统组合成像过程中。在图 2-11 中，实物 Q 经透镜成实像 Q'，Q' 对平面镜作为虚物成实像 Q''。

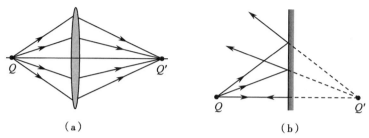

图 2-10　物与像
（a）实物成实像；（b）实物成虚像

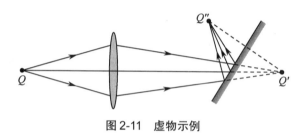

图 2-11　虚物示例

（三）物空间与像空间

对于给定的光学系统而言，物所在的空间称为物空间（object space），也称物方；像所在的空间称为像空间（image space），也称像方。物空间和像空间，可以在光学系统的两侧，如图 2-10；也可能在光学系统的同侧重叠在一起。

但是，在进行光学计算时，不论是对整个光学系统还是每一个折射面，其物方折射率均应按实际入射光线所在介质的折射率来计算；其像方折射率应按实际出射光线所在介质的折射率计算，而不管是实物还是虚物，是实像还是虚像。

（四）物与像的共轭

在几何光学成像过程中，对于给定的光学系统，一个点物只能成一个点像，我们将物与像的这种一一对应关系称为共轭（conjugation）。根据光路可逆性原理，如果将原来的物移到像的位置，则新的像必然成在原来物的位置上。相对应的物点和像点称为共轭点（conjugate points），其相应的物距和像距称为共轭距离（conjugate distances）。

（五）视觉与视网膜

由于光束是光能的载体，所以，只有进入眼睛内的光刺激视网膜才能引起视觉。无论自发光点发出的光线直接射入人眼，还是经反射或折射进入人眼，只要进入人眼的光束是单心光束，大脑就可根据进入眼内的光线，按光的直线传播性原理逆光线方向找到光束的"心"，即物或像。单就人眼来说，它不能区分光束的"心"是否有实际光线通过，如图 2-12 所示。

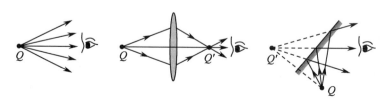

图 2-12　视网膜成像

八、符号规则

为了求出物点和像点位置之间的关系式，我们需要选择一定的基准点和基准线以确定点的位置和光线的方向，并且还应对距离和角度的正负加以规定。例如图 2-13 所示，对于单球面系统，通常选择球面的顶点 V 作为基准点，而选择主光轴或法线作为基准线，距离和角度的正负作如下规定：

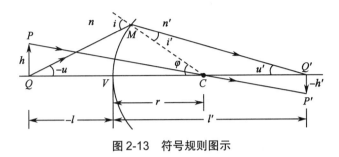

图 2-13　符号规则图示

（一）距离

1. 轴向距离　从基准点量起，顺入射光方向（习惯上是自左向右）为正，逆入射光方向为负。例如：物距、像距、焦距、曲率半径等。

2. 垂轴距离　自光轴向上为正，自光轴向下为负；穿越光轴的，自下而上取正，自上而下取负。

（二）角度

1. 光线与光轴间的锐角　自光线转向光轴，顺时针取负，逆时针取正。

2. 光线与法线间的锐角　自法线转向光线，顺时针取负，逆时针取正。

3. 法线与光轴间的锐角　自法线转向光轴，顺时针取负，逆时针取正。

注意，若图中距离和角度以具体数字标注，则一律标记为绝对值；若用字母标注，当所标注的量取负时，则字母前加负号。

九、逐次成像法

实际的光学系统往往不止一个折射面、反射面或透镜，而是由多个子系统组合在一起，求解这样的光学系统成像时，可以采用所谓的逐次成像法，即将第一个分界面所成的像作为第二个分界面的物，再将第二个分界面所成的像作为第三个分界面的物，以此类推，直到求出最后一个分界面所成的像，该像也是物通过整个光学系统所成的像。

第二节　近轴光学系统成像

一、平面光学系统成像

光学系统除用到球面光学元件外，还常利用平面光学元件：如平面反射镜、反射棱镜、折射棱镜和光楔等来满足特殊的需求。它们或用于转折光路以减小光学仪器结构尺寸，或用于转像，例如，将倒立像转成正立像便于观察，或对白光产生色散用于光谱分析等。下面讨论平面光学系统的成像特性。

（一）平面反射和平面折射成像

1. 平面反射成像　如图 2-14 所示，物点 Q 发出的发散光束被平面反射镜反射，光束中每条反射光线均遵循反射定律，所以，反射光束最终成为发散光束，所有反射光线的反向延

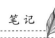

笔记

长线相交于镜面后 Q' 点,根据前述实像和虚像的概念可知,此处是实物 Q 通过平面反射镜成虚像 Q' 点处。通过作图和计算可知:像点 Q' 到镜面的距离 l'(像距)与物点 Q 到镜面的距离 l(物距)相等,数学表达式为

$$-l=l' \tag{2-8}$$

由于所有的反射光线的反向延长线都交于一点 Q' 处,所以,平面反射镜是一个最简单、不改变光束单心性、唯一能成完善像的理想光学系统。

对于有限大小的物体,通过作图或计算可以得知,物与像的大小是相等的。通常将像的大小与物的大小的比值,定义为光学系统的横向(垂轴)放大率。显然,平面反射镜的横向放大率等于 1,即:

$$\beta = \frac{h'}{h} = 1 \tag{2-9}$$

人站在镜面前照镜子,会出现右手与镜中像的左手位置对应,我们将这种左右颠倒的成像性质称为镜像。

2. 平面折射成像　下面来研究一个简单的平面折射成像系统,即两种不同的透明介质之间的分界面为平面的折射"成像"。例如,空气与平板玻璃、空气与平静的水面等构成的系统。成像二字加引号,用于强调平面折射成像需要一定的条件,这一点与平面反射成像完全不同。

(1)作图法确定折射光线:在已知入射角的情况下,利用折射定律计算出折射角,即可确定折射光线;也可以通过作图和采用简单的数学关系确定折射光线,如图 2-15 所示。下面采用作图法确定折射光线:

1)自物点画任意一条入射光线 AO 到分界面 HH',交于入射点 O。

2)以入射点 O 为圆心,任意长度为半径画一个圆。

3)过圆与入射光线的交点 A,向分界面作垂线交于 N。

4)按 $OM = \dfrac{n}{n'} \times ON$,在分界面上找到 M 点,过 M 点作分界面的垂线与圆交于 B 点。

5)自入射点 O 过 B 点画直线,该直线即为折射光线。

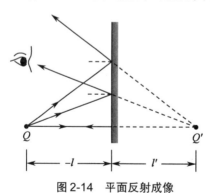

二维码 2-3
动画　用作
图法确定折
射光线

图 2-14　平面反射成像　　　　图 2-15　用作图法画折射光线

(2)平面折射成像:利用折射定律或上述作图法,画出物点发出的各条入射光线对应的折射光线,并且这些折射光线是散开的,再画出每条折射光线的反向延长线可发现它们并不交于一点,表明光束失去了单心性,显然,非单心光束不能成完善的像,如图 2-16 所示。

现在讨论通过两种透明介质形成的平面分界面观察物的情况,如人看水中的鱼、看玻璃窗后的物等。一般人会认为看到的是实际的物,实际上我们看到的是物经平面折射后所成的像,上述分析表明该像不是完善像,但实际生活中我们看水中的鱼或玻璃后的物还是比较清晰的。要回答这个问题有两个关键点:一是水中的物点发出的单心光束,由于瞳孔的限制只有小范围的光线经水面折射后形成的折射光线进入人眼参与成像,而这部分折射

笔记

光线的折射角相差很小，使得它们的反向延长线接近相交于一"点"（实际是一个小的光斑）；二是人眼区分点和小光斑的能力是有限的，当光斑足够小时，人眼很难将两者区分开来，因此，可以看到较为"清晰"的像。还有一个事实，观察位置改变，观察到的像的位置也跟着改变，这是因为在不同位置观察时进入人眼的折射光线的范围不同，也就是不同位置对应的光线的"心"位置不同，因此导致上述现象，如图 2-17 所示。

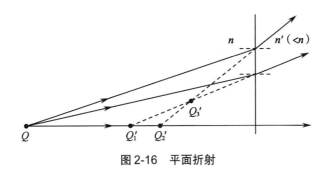

图 2-16 平面折射

虽然像的位置取决于眼的位置，但是看水中物时，越是竖直向下看即入射角越小，看得越清晰；反之，观察的倾斜角越大，看得越不清晰。其原因是不同位置对应的折射光线的折射角大小不同所致。

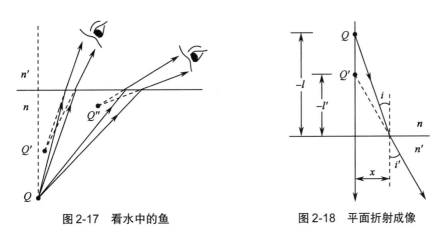

图 2-17 看水中的鱼   图 2-18 平面折射成像

（3）平面折射成像公式：如图 2-18 所示，令平面分界面两侧的折射率分别为 n 和 n'，过物点 Q 作分界面的垂线作为主光轴，假定入射角很小即满足近轴成像条件，则有近似关系式：$\tan i \approx \sin i \approx i$ 和 $\tan i' \approx \sin i' \approx i'$，折射定律可近似表示为：

$$ni = n'i' \tag{2-10}$$

据图可写出下列关系式：

$$\frac{x}{-l} = \tan i \approx i \text{和} \frac{x}{-l'} = \tan i' \approx i' \tag{2-11}$$

将式（2-11）代入式（2-10）整理可得：

$$l' = \frac{n'}{n}l \tag{2-12}$$

上式即为平面近轴折射成像公式。

例题 2-2 若垂直看水中 1m 深处的鱼，试计算鱼成像的位置（令水的折射率为 1.33）。

解：已知：$n=1.33$，$n'=1$，$l=-1m$。代入式（2-12）可得像距为：

$$l' = \frac{1}{1.33} \times (-1) \approx -0.75m$$

像距为负，说明成虚像且位于水面下 0.75m 深处。

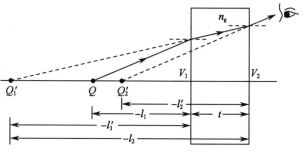

图 2-19 平板玻璃成像

例题 2-3   如图 2-19 所示,厚度为 t,折射率为 n_g 的平板玻璃置于空气中,试计算透过玻璃板观察对面物时所看到的像的位置。

解: 此题中玻璃板两侧是空气,隔着玻璃板观察另一侧的物时涉及两个分界面,下面采用逐次成像法来求解。

第一分界面:$n=1$,$n'=n_g$,$l_1=l$。代入式(2-12)可得像距 l_1' 为:

$$l_1' = \frac{n'}{n} l_1 = n_g l$$

显然,成虚像且像距为负值,因此,像位于第一分界面左侧 Q_1' 处,像距的大小比物距的大小要大。

第二分界面:$n=n_g$,$n'=1$,$l_2 = l_1' - t$,即虚像 Q_1' 作为第二折射面的实物。代入式(2-12)可得像距 l_2' 为:

$$l_2' = \frac{n'}{n} l_2 = \frac{1}{n_g}(l_1' - t) = l - \frac{t}{n_g}$$

像距为负,成虚像于 Q_2' 处,并且虚像 Q_2' 与原始物点 Q 的间距为:

$$\Delta l = QV_1 - Q_2'V_1 = -l - (-l_2' - t) = \left(1 - \frac{1}{n_g}\right)t$$

从图中和上式可见:平板玻璃不改变光线的传输方向,且最终的像 Q_2' 与原始物 Q 的间距与平板玻璃的厚度有关,与原始物距大小无关。

(4) 横向放大率:如图 2-20 所示,在近轴光线条件下,物和像的大小可近似表示为 $h=-li$ 和 $h'=-l'i'$,则横向放大率为:

$$\beta = \frac{h'}{h} = \frac{l'i'}{li} \tag{2-13}$$

将式(2-10)和式(2-12)代入式(2-13),可得平面折射光学系统的横向放大率为:

$$\beta = \frac{h'}{h} = 1 \tag{2-14}$$

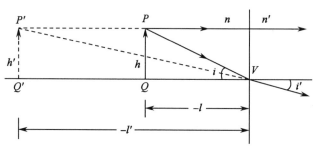

图 2-20 横向放大率

（二）反射棱镜和折射棱镜

棱镜片是眼视光学中比较常用的光学器件,下面讨论棱镜的反射和折射成像问题。如图 2-21 所示,由两个或两个以上互不平行的折射平面围成的透明体称作棱镜片(prism)。棱镜片中每两个互不平行的面相交的线叫做棱(adge),一般将夹角最小的两个面形成的棱规定为顶(epex),顶对应的面叫做棱镜的底(base),顶两侧面的夹角叫做顶角(apical angle)。顶到底的垂线叫做底顶线(base-apex line),与三个棱垂直的平面叫做主截面(principal section)。

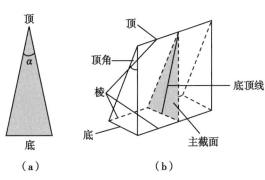

图 2-21 三棱镜的结构
(a)主截面;(b)三棱镜

1. 反射棱镜成像 反射棱镜片常用于改变光线的方向、实现转像。最常用的反射棱镜片为等腰直角棱镜片,如图 2-22 所示。光线从一面垂直入射,经反射垂直于另一面出射,使光线偏折 90°。从成像的角度来说,由于是反射使物成镜像,即所成的反射像是完善的像。

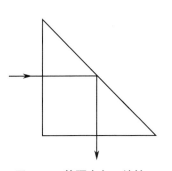

图 2-22 等腰直角三棱镜

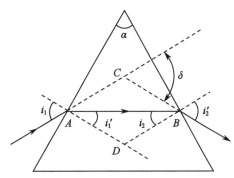

图 2-23 三棱镜的偏向角

2. 折射棱镜成像 如图 2-23 所示(为推导公式方便,图中角度一律取正),令折射棱镜片置于空气中,入射光线和出射光线之间形成的夹角称为偏向角(angle of deviation),用 δ 表示,据图有:

$$\delta = (i_1 - i_1') + (i_2' - i_2) = i_1 + i_2' - (i_1' + i_2)$$

又因 $i_1' + i_2 = \alpha$,代入上式有:

$$\delta = i_1 + i_2' - \alpha \tag{2-15}$$

根据折射定律有:

$$\sin i_1 = n\sin i_1' \tag{2-16}$$

$$n\sin i_2 = \sin i_2' \tag{2-17}$$

当顶角 α 一定时,由以上各式可以看出:偏向角 δ 随入射角 i_1 的改变而变化。可以证明,偏向角具有最小值的必要条件是:入射角等于出射角,即:

$$i_1 = i_2' \tag{2-18}$$

笔记

将式(2-18)代入式(2-15)得：$\delta_{\min} = 2i_1 - \alpha$，即：

$$i_1 = \frac{\delta_{\min} + \alpha}{2} \qquad (2\text{-}19)$$

当$i_1 = i_2'$时，$i_1' = i_2$也是成立的，这样在偏向角最小的情况下有：

$$i_1' = i_2 = \frac{\alpha}{2} \qquad （2\text{-}20）$$

将式(2-19)和式(2-20)代入式(2-16)可以得：

$$n = \frac{\sin \dfrac{\alpha + \delta_{\min}}{2}}{\sin \dfrac{\alpha}{2}} \qquad (2\text{-}21)$$

从上式可见，在给定α的情况下，只要测量出某波长的光线通过三棱镜时形成的最小偏向角$\delta_{\min}$，即可计算出棱镜介质对该单色光的折射率n。

二、棱镜片（光楔）

顶角α很小的棱镜称为薄棱镜片（光楔）。当入射角i_1很小时，由式(2-16)可得：

$$i_1 = ni_1' \qquad (2\text{-}22)$$

棱镜很薄即α很小时，由式(2-17)可得：

$$ni_2 = i_2' \qquad (2\text{-}23)$$

将式(2-22)和式(2-23)代入式(2-15)可得：

$$\delta = i_1 + i_2' - \alpha = ni_1' + ni_2 - \alpha = n(i_1' + i_2) - \alpha = n\alpha - \alpha = (n-1)\alpha$$

即

$$\delta = (n-1)\alpha \qquad (2\text{-}24)$$

用折射定律作图可以发现：入射光线经棱镜片折射后只改变光线的方向，而不改变光束的聚散度，如图2-24所示。

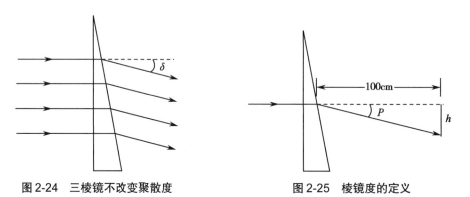

图2-24　三棱镜不改变聚散度　　　　　　图2-25　棱镜度的定义

三、棱镜片屈光力

从式(2-24)中可见，棱镜片对光线的偏向能力可用顶角的大小来表示。而在视光学中，则直接采用偏向角来表示棱镜片对光线的偏向能力，即将棱镜片使光线产生的偏向角称为棱镜屈光力（prism power），用符号P表示。偏向角的单位有度（°）、弧度（rad）和棱镜度（$\triangle$）。度和弧度是大家熟悉的角度度量单位，而棱镜度的定义为：光线通过棱镜片上某一特定点后产生的偏离。例如图2-25所示，距离棱镜100cm（1m）处，如果出射光线偏离入射光线方向为1cm，则偏向角即棱镜的屈光力为1棱镜度（prism diopter），记为$1^{\triangle}$。在国际单位制（SI）中，用cm/m表示，即$1^{\triangle}=1\text{cm/m}$。

下面推导棱镜片的度与棱镜度的换算关系式，由图2-25可以得到：

笔记

$$h = 100\tan\delta \tag{2-25}$$

根据棱镜度的定义，棱镜屈光力由式（2-25）可直接写出为：

$$P = 100\tan\delta \tag{2-26}$$

上式中，偏向角 δ 的单位为度（°），P 为棱镜屈光力，单位为棱镜度（△）。

在光学仪器中，经常将两块相同的光楔组合在一起并能同轴相向转动，用于产生不同的偏向角，例如综合验光仪中的旋转棱镜（rotary prism），如图 2-26 所示。设一个棱镜片的屈光力为 P_0，当两个棱镜片组合后，转动到图 2-26(a) 所示时，对光线的偏向能力相当于一个 $2P_0$ 棱镜片的作用，底是朝下的；转动到图 2-26(b) 所示时，相当于一个倾斜放置的平板玻璃，偏向角为零，即组合棱镜屈光力为零；转动到图 2-26(c) 所示时，相当于一个 $2P_0$ 棱镜片的作用，底是朝上的。当两个棱镜片相向转动到如图 2-26(d) 所示位置，则产生的总棱镜屈光力为 $P = 2P_0\sin\theta$。

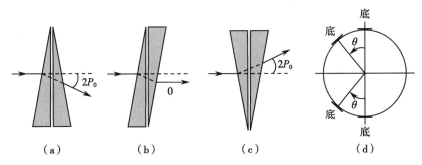

图 2-26 旋转棱镜

（a）屈光力为 $2P_0$，底朝下；（b）屈光力为 0；（c）屈光力为 $2P_0$，底朝上；（d）屈光力为 $2P_0\sin\theta$，底朝向见图

四、球面光学系统成像

单球面是仅次于平面的简单光学系统，也是组成大多数光学系统的基本组元。研究光通过它的折射和反射，是研究一般光学系统成像的基础。下面讨论球面反射和球面折射的成像规律。

（一）球面反射成像

反射面为球面的一部分的镜面叫做球面镜，球面镜分为凸面镜和凹面镜两类。用球面的内侧作反射面的球面镜叫做凹面镜，用球面的外侧作反射面的球面镜叫做凸面镜。采用球面作为反射面或折射面的主要原因，一是容易研磨加工；二是在曲率半径较大的情况下能成比较完善的像。

如图 2-27 所示，令反射球面的曲率半径为 r，曲率中心为 C，过曲率中心 C 的直线 QCV 称为主光轴，主光轴与球面的交点 V 称为顶点。

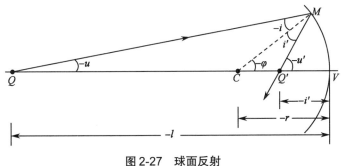

图 2-27 球面反射

1. 球面反射成像公式 主光轴上物点发出的单心光束，按照反射定律画出经球面镜反射后的光线并不交于一点，也就是说反射光束已经失去了单心性，不能成完善的像。但是

在近轴区域，物点发出的单心入射光束，经球面反射后几乎可以汇聚到一点，即可以获得较完善的像。下面推导，近轴光线条件下球面反射的成像公式。

在图2-27中，令主光轴上物点Q发出的近轴光线QM，经球面镜反射后交于主光轴上Q'点，据反射定律有：

$$i=-i' \tag{2-27}$$

从图中三角形$\triangle QMC$和$\triangle Q'MC$可得下列关系式：

$$-\varphi = -u - i, -u' = -\varphi + i$$

将上述两式代入式(2-27)整理可得：

$$2\varphi = u + u' \tag{2-28}$$

由于入射角i很小，即满足光线近轴成像条件，弧MV很小可近似看做垂直于轴的直线段，则有下列关系式：

$$-\varphi \approx \frac{MV}{-r}, -u \approx \frac{MV}{-l}, -u' \approx \frac{MV}{-l'}$$

将上面关系式，代入式(2-28)整理可得：

$$\frac{1}{l'} + \frac{1}{l} = \frac{2}{r} \tag{2-29}$$

式(2-29)即为球面近轴反射成像公式，凸面镜和凹面镜均适用。另外，式中若取r为无限大，即可得到平面反射成像公式(2-8)。

2. 焦点和焦距   当物点在无限远时($l=-\infty$)，发出的光束到达镜面时为平行光束，经反射镜所成的像点位置称为像方焦点，也称为第二焦点(second focus)或后焦点(posterior focus)，用F'表示。像方焦点到顶点的距离称为像方焦距，用f'表示。

将$l=-\infty$和$l'=f'$代入式(2-29)有：

$$\frac{1}{f'} + \frac{1}{-\infty} = \frac{2}{r}$$

即像方焦距为$f'=\dfrac{r}{2}$，将其代入式(2-29)可得：

$$\frac{1}{l'} + \frac{1}{l} = \frac{1}{f'} \tag{2-30}$$

根据光路可逆性原理可知，若把物点放在像方焦点上，物点发出的光束经球面镜反射后必与主光轴平行。显然，像方焦点也是物方焦点(object focus)，也称为第一焦点(first focus)或前焦点(anterior focus)，用F表示，物方焦距用f表示。

3. 作图法成像

(1)轴外物点作图法成像：球面反射镜作图法成像，可以利用三条特征光线中的任意两条光线来确定像点，如图2-28所示。

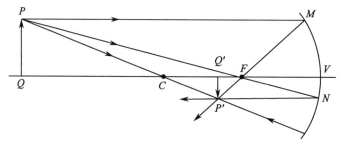

图2-28 轴外物点成像作图

笔记

1)平行于主光轴的入射光线，反射后通过焦点，或其反向延长线通过焦点。

2)通过焦点的入射光线，反射后平行于主光轴。

3）通过球面曲率中心的入射光线（或延长线），反射后按原路返回。

（2）轴上物点作图法成像：光轴外无限远处的物点发出的平行光束，若光线满足近轴成像条件，也可以成近似的点像。通过作图法可以发现，这样的像点位于过焦点且垂直于光轴的平面上，并且与光轴夹角不同的平行光束均成像在该平面上，所以将该平面称为焦平面（focal plane）。这一特性也提供了确定轴上像点位置的简便方法，如图 2-29 所示。

1）过物点 Q 画任意一条入射光线 QM。

2）过球面曲率中心 C 画一条平行于入射光线 QM 的辅助光线 CM'。

3）过焦点 F 画焦平面 FN 与辅助光线 CM' 交于 B 点（该点是所有平行于入射光线 QM 的反射光线的相交点）。

4）自入射光线 QM 的入射点 M，过 B 点画反射光线与光轴交于 Q' 点，即为像点的位置。

4. 横向放大率　根据图 2-30，横向（垂轴）放大率 β 为：

$$\beta = \frac{h'}{h} = -\frac{l'}{l} \tag{2-31}$$

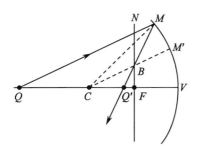

图 2-29　轴上物点作图法成像

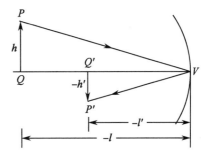

图 2-30　球面反射的放大率

当 $\beta > 0$ 时，像相对于物正立；$\beta < 0$ 时，像相对于物倒立。$|\beta| > 1$ 时，成放大的像；$|\beta| < 1$ 时，成缩小的像。

（二）球面折射成像

依据折射定律可以发现，光轴上物点发出的光线，经球面折射后并不能相交于一点，表明单心光束经球面折射后失去了单心性，即不能成完善的像。但是在近轴光线条件下也可以成比较完善的像，比如我们可以比较清晰地看到鱼缸里的鱼。

如图 2-31 所示，两种透明介质的折射率为 n 和 n'，形成的分界 MV 为面球面的一部分，球面的曲率半径为 r，曲率中心为 C，过曲率中心 C 的连线 QVC 为主光轴，与球面的交点 V 为顶点，物距为 l，像距为 l'。下面推导，近轴光线条件下球面折射成像公式。

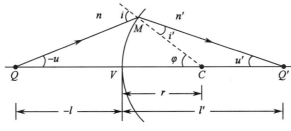

图 2-31　单球面折射成像

1. 近轴成像公式　在图 2-31 中，由三角形 $\triangle QMC$ 和 $\triangle CMQ'$ 可得：

$$i = -u + \varphi, \quad i' = \varphi - u' \tag{2-32}$$

当入射角很小时，折射定律可写为：

$$ni = n'i' \tag{2-33}$$

将式(2-32)代入式(2-33)整理可得：

$$n'u' - nu = (n' - n)\varphi \tag{2-34}$$

在近轴光线条件下，可写出下列关系式：

$$-u \approx \frac{MV}{-l}, \varphi \approx \frac{MV}{r}, u' = \frac{MV}{l'}$$

将上述关系式代入式(2-34)整理可得：

$$\frac{n'}{l'} - \frac{n}{l} = \frac{n' - n}{r} \tag{2-35}$$

式(2-35)即为单球面近轴折射成像公式。

例题 2-4 物点 Q 位于曲率半径为 20cm 的凸球面左侧 1m 处，球面左、右两侧介质的折射率为 1 和 1.5，试确定像点的位置。

解：已知：$n = 1$，$n' = 1.5$，$l = -1m$，$r = 0.2m$。代入式(2-35)可得：

$$\frac{1.5}{l'} - \frac{1}{-1} = \frac{1.5 - 1}{0.2}$$

解得：$l' = 1m$，像距为正，表明成实像于球面右侧 1m 处。

例题 2-5 物点 Q 位于曲率半径为 20cm 的凹球面左侧 10cm 处，球面左、右两侧介质的折射率为 1 和 1.5，试确定像点的位置。

解：已知：$n = 1$，$n' = 1.5$，$l = -0.1m$，$r = -0.2m$。代入式(2-35)可得：

$$\frac{1.5}{l'} - \frac{1}{-0.1} = \frac{1.5 - 1}{-0.2}$$

解得：$l' = -0.12m$，像距为负，表明成虚像于球面左侧 0.12m 处。

2. 焦点与焦距 若主光轴上无限远处($l = -\infty$)的物点发出的光线，经球面折射后相交于主光轴上某点，则该点称为像方焦点或第二焦点，用 F' 表示。像方焦点 F' 到顶点的距离称为像方焦距或第二焦距，用 f' 表示。将 $l = -\infty$ 代入式(2-35)，可得像方焦距：

$$f' = \frac{n'}{n' - n}r \tag{2-36}$$

当位于主光轴上的物点发出的光线，经球面折射后平行于主光轴出射，则该点称为物方焦点或第一焦点，用 F 表示。物方焦点 F 到顶点的距离称为物方焦距或第一焦距，用 f 表示。将 $l' = \infty$ 代入式(2-35)，可得物方焦距：

$$f = -\frac{n}{n' - n}r \tag{2-37}$$

比较式(2-36)和式(2-37)可得：

$$\frac{f'}{f} = -\frac{n'}{n} \tag{2-38}$$

由于 $n \neq n'$，所以 f 和 f' 的大小不等，这样的光学系统称为不等焦光学系统。

3. 球面折射成像公式的其他形式 为了使用方便灵活，单球面折射成像公式还有其他表示形式，下面分别予以介绍。

(1) 高斯公式：有时希望用折射面的特征量 f 和 f' 来表示单球面折射成像公式(2-35)。为此，以 $\dfrac{r}{n' - n}$ 乘式(2-35)的两端，整理可得：

$$\frac{f'}{l'} + \frac{f}{l} = 1 \text{ 或 } \frac{n'}{l'} - \frac{n}{l} = \frac{n'}{f'} = -\frac{n}{f} \tag{2-39}$$

上式即为高斯公式。

(2) 牛顿公式：上述公式中的物距和像距是以顶点为基准点，若选取折射面的两个焦点为基准点，据图 2-32 可得：

$$-l = -x - f, l' = x' + f'$$

将上式代入式（2-39）高斯公式，整理可得：

$$xx' = ff' \qquad (2\text{-}40)$$

上式即为牛顿公式。

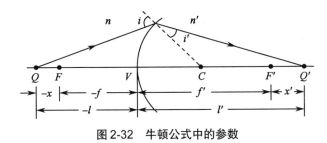

图 2-32　牛顿公式中的参数

（3）聚散度公式：根据光束聚散度的定义，$L = \dfrac{n}{l}$为入射光束或物方光束聚散度，$L' = \dfrac{n'}{l'}$为出射光束或像方光束聚散度。$\dfrac{n'-n}{r}$为球面对光束聚散程度改变作用的量，称为面焦度或面屈光力（surface power），用 F 表示，即：

$$F = \frac{n'-n}{r} \qquad (2\text{-}41)$$

面屈光力的单位为屈光度（diopters），用 D 表示，$1D = 1m^{-1}$。则式（2-35）可改写为：

$$L' - L = F \qquad (2\text{-}42)$$

上式即为用聚散度表示的成像公式。

据式（2-36）、式（2-37）和式（2-41），可以导出面屈光力与焦距的关系为：

$$F = \frac{n'-n}{r} = \frac{n'}{f'} = -\frac{n}{f} \qquad (2\text{-}43)$$

例题 2-6　如图 2-33 所示，长度为 20cm 的玻璃棒，折射率为 1.6，两端凸球面的曲率半径均为 2cm，物点 Q 位于光轴上距玻璃棒左端 5cm 处，试确定像点的位置。

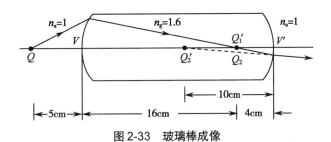

图 2-33　玻璃棒成像

解：由于成像过程中关系到两个折射面，此处采用逐次成像法求解像点的位置。

第一折射面：已知 $n = n_a = 1$，$n' = n_g = 1.6$，$l_1 = -5cm$，$r = 2cm$。将已知条件代入式（2-35）可得：

$$\frac{1.6}{l_1'} - \frac{1}{-5} = \frac{1.6-1}{2}$$

解得：$l_1' = 16cm$，物距为正，表明成实像 Q_1' 位于折射面的右侧 16cm 处。

第二折射面：已知 $n = n_g = 1.6$，$n' = n_a = 1$，$r = -2cm$，由于第一折射面所成的实像点位于第二折射面的左侧，所以 Q_1' 作为第二折射面的实物，即 $l_2 = -4cm$。将已知条件代入式（2-35）可得：

$$\frac{1}{l_2'} - \frac{1.6}{-4} = \frac{1-1.6}{-2}$$

笔记

解得：$l_2' = -10\text{cm}$，像距为负，表明成虚像Q_2'位于第二折射面左侧 10cm 处。

例题 2-7 利用聚散度公式计算上述例题。

第一折射面：

据式（2-41）面屈光力为：$F_1 = \dfrac{n_g - n_a}{r_1} = \dfrac{1.6 - 1}{0.02} = 30\text{D}$。

入射光束的聚散度为：$L_1 = \dfrac{n_a}{l_1} = \dfrac{1}{-0.05} = -20D$。

据式（2-42）出射光束的聚散度为：$L_1' = F_1 + L_1 = 30 - 20 = 10\text{D}$。

则像的位置为：$l_1' = \dfrac{n_g}{L_1'} = \dfrac{1.6}{10} = 0.16\text{m}$。

第二折射面：

面屈光力为：$F_2 = \dfrac{n_a - n_g}{r_2} = \dfrac{1 - 1.6}{-0.02} = 30\text{D}$。

入射光束的聚散度为：$L_2 = \dfrac{n_g}{l_2} = \dfrac{1.6}{-0.04} = -40\text{D}$。

出射光束的聚散度为：$L_2' = F_2 + L_2 = 30 - 40 = -10\text{D}$。

则像的位置为：$l_2' = \dfrac{n_a}{L_2'} = \dfrac{1}{-10} = -0.1\text{m}$。

可见与例题 2-6 的计算结果完全相同。在眼科学和眼视光学中，经常采用这种方法计算眼球成像。

4. 作图法成像

（1）轴外物点作图法成像：与球面反射系统作图法成像类似，单球面折射成像系统也有三条特征光线，采用其中的任意两条即可用作图法确定像的位置和大小，如图 2-34 所示。

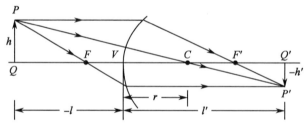

图 2-34 轴外物点作图法成像

1）平行于主光轴的入射光线，折射后通过像方焦点 F'。

2）通过物方焦点 F 的入射光线，折射后平行于主光轴。

3）通过球面曲率中心 C 的入射光线，不改变方向。

（2）轴上物点作图法成像：如图 2-35 所示，物点 Q 位于主光轴上，作图法确定像点的位置步骤如下：

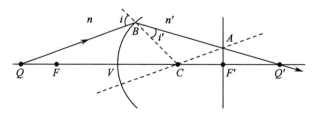

图 2-35 轴上物点作图法成像

1）自物点 Q 画任意一条入射光线 QB 交于分界面 B 点。

2）过球面曲率中心 C，画一条平行于入射光线 QB 的辅助光线 CA。

3）过像方焦点 F' 画焦平面，辅助光线 CA 与焦平面相交于 A 点。

4）自 B 点并过 A 点画折射光线 BA，其与主光轴的交点 Q' 即为像点。

5. 横向放大率　在图 2-36 中，因 $\triangle QPC \backsim \triangle Q'P'C$，则有：

$$\beta = \frac{h'}{h} = \frac{l'-r}{l-r} \tag{2-44}$$

当 $\beta > 0$ 时，像相对于物正立；$\beta < 0$ 时，像相对于物倒立。$|\beta| > 1$ 时，成放大的像；$|\beta| < 1$ 时，成缩小的像。

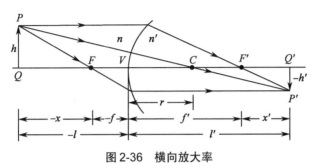

图 2-36　横向放大率

其他形式的横向放大率为：

$$\beta = \frac{h'}{h} = -\frac{f}{x} = -\frac{x'}{f'} \tag{2-45}$$

$$\beta = \frac{h'}{h} = \frac{nl'}{n'l} \text{ 或 } \beta = \frac{h'}{h} = \frac{L}{L'} \tag{2-46}$$

例题 2-8　在曲率半径为 125mm 的球面鱼缸外观察里面的鱼，感觉鱼位于距缸壁 25mm 处。设水的折射率为 1.33，并忽略鱼缸壁的厚度，试求鱼距离鱼缸壁的实际距离以及放大率。

解： 已知 $n = 1.33$，$n' = 1$，$l' = -25\text{mm}$，$r = -125\text{mm}$。将已知条件代入式（2-35）可得：

$$\frac{1}{-25} - \frac{1.33}{l} = \frac{1-1.33}{-125}$$

解得：$l = -31.19\text{mm}$。

据式（2-44）放大率为：$\beta = \dfrac{l'-r}{l-r} = \dfrac{-25+125}{-31.19+125} = 1.07$

由于 $\beta > 0$，故成正立放大的虚像。

例题 2-9　有一种光学上的简化眼，角膜简化为半径 5.6mm 的球面，眼内折射率为 1.33，像方焦点恰好落在视网膜上。试求该简化眼的面屈光力、物方焦距、像方焦距和眼轴的长度（角膜到视网膜的距离）。

解： 已知 $r = 5.6\text{mm}$，$n = 1$，$n' = 1.33$。将已知条件代入式（2-43）得：

$$F = \frac{1.33}{f'} = -\frac{1}{f} = \frac{1.33-1}{5.6}$$

解得：面屈光力 $F = 60\text{D}$；像方焦距 $f' = 22.27\text{mm}$；物方焦距 $f = -16.67\text{mm}$；由于像方焦点落在视网膜上，故眼轴的长度 $l_e = f' = 22.27\text{mm}$。

五、透镜成像

透镜是构成光学系统最常用的光学元件，能满足对物体成像的各种要求，由两个折射面所限定的透明体称为透镜。大多数实际应用的透镜的两个曲面都是球面的，在此，我们

笔记

只讨论球面透镜,其主要类型如图2-37所示,中央比边缘厚的透镜称为凸透镜,中央比边缘薄的透镜称为凹透镜。透镜两个曲面在光轴上的间隔称为透镜的厚度,若此厚度与球面的曲率半径相比可忽略不计,称为薄透镜,不能忽略称为厚透镜。

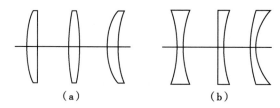

图2-37　各种形状的透镜
(a)凸透镜;(b)凹透镜

（一）透镜近轴成像公式

由于透镜是由两个球面组成,因此,只有在近轴光线条件下才能成比较完善的像。如图2-38所示,设透镜材料的折射率为n_L,物方介质折射率为n,像方介质折射率为n',透镜前、后表面的曲率半径为r_1和r_2。下面采用逐次成像法研究透镜成像问题。

对于第一分界面:由式(2-35)有:

$$\frac{n_L}{l_1'} - \frac{n}{l} = \frac{n_L - n}{r_1} \tag{2-47}$$

对于第二分界面:由实物和虚物的概念可知,第一分界面所成的实像Q_1'作为第二分界面的虚物,则有:

$$\frac{n'}{l'} - \frac{n_L}{l_1' - t} = \frac{n' - n_L}{r_2} \tag{2-48}$$

上述分析可见,若考虑透镜的厚度,需要用到两个公式计算才能确定像的位置。

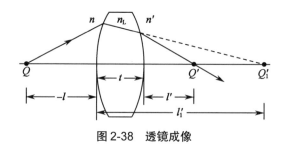

图2-38　透镜成像

（二）薄透镜近轴成像

1. 成像公式　若透镜的厚度t与球面的曲率半径相比可忽略,即在式(2-48)中取$l_1' - t \approx l_1'$,则该式变为:

$$\frac{n'}{l'} - \frac{n_L}{l_1'} = \frac{n' - n_L}{r_2} \tag{2-49}$$

将式(2-47)与式(2-49)相加可得:

$$\frac{n'}{l'} - \frac{n}{l} = \frac{n_L - n}{r_1} + \frac{n' - n_L}{r_2} \tag{2-50}$$

上式即为薄透镜近轴成像一般式。

当透镜两侧介质相同,即$n = n'$时,则有:

$$\frac{n}{l'} - \frac{n}{l} = (n_L - n)\left(\frac{1}{r_1} - \frac{1}{r_2}\right) \tag{2-51}$$

若透镜置于空气中,即$n = n' = 1$时,则有:

$$\frac{1}{l'} - \frac{1}{l} = (n_L - 1)\left(\frac{1}{r_1} - \frac{1}{r_2}\right) \qquad (2\text{-}52)$$

2. 焦点与焦距　焦距的确定方法与单球面折射光学系统焦距的确定方法类似。

当 $l = -\infty$ 时，由式(2-50)可得像方焦距与光学系统相关参数的关系为：

$$\frac{n'}{f'} = \frac{n_L - n}{r_1} + \frac{n' - n_L}{r_2} \qquad (2\text{-}53)$$

当 $l' = \infty$ 时，由式(2-50)可得物方焦距与光学系统相关参数的关系为：

$$-\frac{n}{f} = \frac{n_L - n}{r_1} + \frac{n' - n_L}{r_2} \qquad (2\text{-}54)$$

由式(2-53)和式(2-54)可得：

$$\frac{f'}{f} = -\frac{n'}{n} \qquad (2\text{-}55)$$

若透镜置于空气中，则有：

$$\frac{1}{f'} = -\frac{1}{f} = (n_L - 1)\left(\frac{1}{r_1} - \frac{1}{r_2}\right) \qquad (2\text{-}56)$$

从式(2-55)可见，对于 $n' \neq n$ 的光学系统两个焦距的大小是不等的；对于 $n'=n$ 的光学系统两个焦距的大小是相等的，例如透镜置于空中的情形。

3. 屈光力　与单球面折射成像系统类似，薄透镜对光线的折射能力也可用屈光力（或屈光力）表示，屈光力的定义式为：

$$F = \frac{n'}{f'} = -\frac{n}{f} \qquad (2\text{-}57)$$

由式(2-41)、式(2-53)和式(2-54)，也可得：

$$F = F_1 + F_2 = \frac{n_L - n}{r_1} + \frac{n' - n_L}{r_2} \qquad (2\text{-}58)$$

上式表明，薄透镜的屈光力等于构成透镜的两个折射面的面屈光力的代数和。

若透镜置于空气中，即 $n=n'=1$ 时，薄透镜的屈光力为：

$$F = F_1 + F_2 = (n_L - 1)\left(\frac{1}{r_1} - \frac{1}{r_2}\right) \qquad (2\text{-}59)$$

当 $F>0$ 时，称为正透镜，对光束起会聚作用；当 $F<0$ 时，称为负透镜，对光束起发散作用。例如，置于空气中的凸透镜 $F>0$，凹透镜 $F<0$。

4. 作图法成像　由于忽略了透镜的厚度，薄透镜的两个表面近似重合在一起，即两个表面的顶点近似重合为一点，我们将该点称为薄透镜的光学中心，简称光心，用 O 表示，但对光的折射仍旧是两个折射球面共同的作用。

（1）轴外物点作图法成像：如图 2-39 所示，薄透镜也有三条特征光线，利用其中的两条即可确定像的位置。

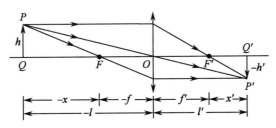

图 2-39　薄透镜作图法成像

1）平行于主光轴的入射光线，其出射光线通过像方焦点。

2）通过物方焦点的入射光线，其出射光线平行于主光轴。

3）通过透镜光心的入射光线，其出射光线方向不发生改变。

这里需要指出的是，前两条特征光线无条件约束，第三条特征光线是对应透镜两侧介质折射率相等的情形。

（2）轴上物点作图法成像：

1）方法一：利用像方焦平面作图成像，如图 2-40 所示。

①自物点 Q 画任意角度入射光线 QA 与薄透镜交于 A 点。

②过像方焦点 F' 作垂直于主光轴的像方焦平面 CF'。

③过物方焦点 F 作平行于入射光线 QA 的辅助光线 FB，其共轭折射光线 BC 平行于主光轴与像方焦平面交于 C 点。

④过 C 点作入射光线 QA 的共轭出射光线 AC 与主光轴交于 Q' 即为像点。

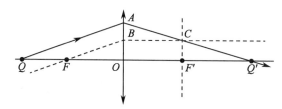

图 2-40　利用像方焦平面作图成像

2）方法二：利用物方焦平面作图成像，如图 2-41 所示。

①自物点 Q 画任意角度入射光线 QA 与透镜交于 A 点。

②过物方焦点 F 作垂直于主光轴的物方焦平面 CF 与入射光线 QA 相交于 C 点。

③将 C 点看为发光点，过 C 点作平行于主光轴的辅助光线 CB，其共轭出射光线 BF' 通过像方焦点 F'。

④自 A 点作平行于 BF' 的光线 AQ' 与主光轴相交于 Q' 即为像点。

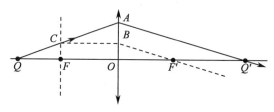

图 2-41　利用物方焦平面作图成像

5. 其他形式的成像公式

（1）高斯公式：据一般式（2-50）、式（2-53）、式（2-54）和式（2-55），可得高斯公式为：

$$\frac{n'}{l'} - \frac{n}{l} = \frac{n'}{f'} = -\frac{n}{f} \text{或} \frac{f'}{l'} + \frac{f}{l} = 1 \tag{2-60}$$

其中，l' 和 l 为从光心量起的像距和物距；f' 和 f 为从光心量起的像方焦距和物方焦距。

（2）牛顿公式：类似于前面单球面折射成像系统牛顿公式推导，可得：

$$xx' = ff' \tag{2-61}$$

其中，x 为自物方焦点量起的物距，x' 为从像方焦点量起的像距；f 和 f' 为从光心量起的物方焦距和像方焦距。

（3）聚散度公式：

$$L' - L = F \tag{2-62}$$

笔记

其中，$L=\dfrac{n}{l}$和$L'=\dfrac{n'}{l'}$分别代表物方和像方光束聚散度，F代表薄透镜的屈光力，见式(2-57)和式(2-58)。

6. 横向放大率 据图2-39，可推得横向放大率为：

$$\beta=\frac{h'}{h}=\frac{nl'}{n'l}=\frac{L}{L'}或\beta=\frac{h'}{h}=-\frac{f}{x}=-\frac{x'}{f'} \tag{2-63}$$

例题2-10 如图2-42所示，高度为3cm的物，位于像方焦距为6cm的薄透镜左侧18cm处。试分别用高斯公式、牛顿公式和聚散度公式，确定像的位置和大小。

解： 相关参数如图2-42所示。

（1）据高斯公式(2-60)有：$\dfrac{1}{l'}-\dfrac{1}{-18.0}=\dfrac{1}{6.0}$。

解得：$l'=9.0$cm。

据式(2-63)横向放大率为：$\beta=\dfrac{l'}{l}=\dfrac{9.0}{-18.0}=-0.5$。

（2）据牛顿公式(2-61)有：$-12x'=-6.0\times6.0$，解得：$x'=3.0$cm。

像到透镜的距离为：$l'=f'+x'=6.0+3.0=9.0$cm。

据式(2-63)横向放大率为：$\beta=-\dfrac{f}{x}=-\dfrac{-6.0}{-12.0}=-0.5$。

（3）据聚散度公式(2-62)有：$L'=F+L=16.67-5.56=11.11$D。

则像距为：$l'=\dfrac{1}{L'}=9.0$cm。

据式(2-63)横向放大率为：$\beta=\dfrac{L}{L'}=\dfrac{-5.56}{11.11}=-0.5$。

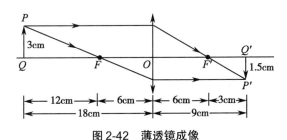

图2-42 薄透镜成像

（三）厚透镜近轴成像

对于厚透镜(thick lens)来说，物点经透镜所成像的位置，不但与两个面的面屈光力有关，还与透镜的厚度有关，这一点从式(2-47)和式(2-48)得到了验证。但是，我们仍旧可以像薄透镜那样建立一套成像公式，来确定物与像之间的关系。由于涉及透镜的厚度，所以物距、像距和焦距的测量参考点（或基准点）需要重新选定。

根据实验和理论计算可以发现，对于厚透镜在近轴光线条件下，平行于主光轴的入射光线经透镜后，出射光线也可会聚到一点，该点称为像方焦点。同样，厚透镜也有物方焦点，过该点的入射光线经透镜出射后平行于主光轴。

对于薄透镜，入射光线与出射光线的反向延长线均相交于透镜的中心面上，如图2-43所示。而下面分析表明厚透镜则不然，因此，研究厚透镜成像不会像薄透镜那么简单。

1. 厚透镜的基点与基面 如图2-44所示，厚透镜的基点和基面确定方法如下：

（1）焦点与焦平面：若平行于主光轴的入射光线通过透镜后，出射光线相交于主光轴上某点，则该点称为像方焦点，用F'表示。过像方焦点F'，且垂直于主光轴的平面称为像方焦平面（图中未画）。

笔记

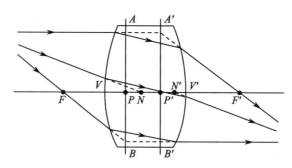

图 2-43　薄透镜的主平面

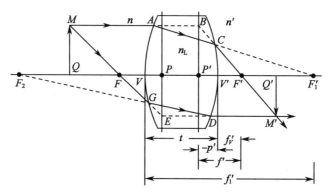

图 2-44　厚透镜的基点与基面

若过主光轴上某点的入射光线通过透镜后,出射光线平行于主光轴,则该点称为物方焦点,用 F 表示。过物方焦点 F,且垂直于主光轴的平面称为物方焦平面。

（2）主平面与主点：平行于主光轴的入射光线的延长线,与通过透镜后出射光线的反向延长线相交于 A' 点,过 A' 作与主光轴垂直的平面 $A'P'B'$ 称为像方主平面（image principal palne）,其与主光轴的交点称为像方主点（image principal point）,也称为第二主点或后主点,用 P' 表示。

过物方焦点的入射光线的延长线,与通过透镜后的出射光线的反向延长线相交于 B 点,过 B 点作与主光轴垂直的平面 APB 称为物方主平面（object principal plane）,其与主光轴的交点称为物方主点（object principal point ）,也称为第一主点或前主点,用 P 表示。

（3）节点：当入射光线与通过透镜后的出射光线平行时,入射光线（或延长线）与主光轴的交点称为物方节点（object nodal point）,用 N 表示;出射光线（或延长线）与主光轴的交点称为像方节点（image nodal point）,用 N' 表示。节点也有相应的节平面,由于使用较少,这里不再介绍。

将上述三对六个点统称为厚透镜的基点（cardinal points）,相应的面统称为基面（cardinal planes）。这些基点和基面是测量物距、像距和焦距等参数的参考点（或基准点）。

2. 厚透镜的基点位置　如图 2-45 所示,设厚透镜材料的折射率为 n_L;物方介质的折射率为 n,像方介质的折射率为 n';透镜前、后表面的曲率半径为 r_1 和 r_2;透镜的中心厚度为 t。

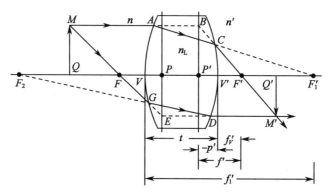

图 2-45　厚透镜的基点位置

笔记

据式(2-43)，第一表面(前表面)的面屈光力 F_1 为：

$$F_1 = \frac{n_L}{f_1'} = -\frac{n}{f_1} = \frac{n_L - n}{r_1} \qquad (2\text{-}64)$$

第二表面(后表面)的面屈光力 F_2 为：

$$F_2 = \frac{n'}{f_2'} = -\frac{n_L}{f_2} = \frac{n' - n_L}{r_2} \qquad (2\text{-}65)$$

(1) 厚透镜的焦距：物方主点 P 到物方焦点 F 的间距为厚透镜的物方焦距，用 f 表示；像方主点 P' 到像方焦点 F' 的间距为厚透镜的像方焦距，用 f' 表示。

像方焦距 f' 的计算公式：平行于主光轴的入射光线经前表面折射后交于主光轴上 F_1' 点，考虑后表面则出射光线与主光轴交于 F' 点。据图中三角形的相似关系，即：

$$\triangle AVF_1' \backsim \triangle CV'F_1', \text{则有：} \frac{AV}{CV'} = \frac{f_1'}{f_1' - t}$$

$$\triangle BP'F' \backsim \triangle CV'F', \text{则有：} \frac{BP'}{CV'} = \frac{AV}{CV'} = \frac{f'}{f_V'}$$

比较上述两式可得：

$$\frac{f_1'}{f_1' - t} = \frac{f'}{f_V'} \qquad (2\text{-}66)$$

对于后表面，厚透镜的像方焦点 F' 可以看为是前表面焦点 F_1' 的像，利用式(2-39)即单球面高斯成像公式可得：

$$\frac{n'}{f_V'} - \frac{n_L}{f_1' - t} = \frac{n'}{f_2'} \qquad (2\text{-}67)$$

联立式(2-66)和式(2-67)消掉 f_V'，整理可得像方焦距 f' 的计算公式为：

$$\frac{n'}{f'} = \frac{n_L}{f_1'} + \frac{n'}{f_2'} - \frac{n't}{f_1'f_2'} \qquad (2\text{-}68)$$

物方焦距 f 的计算公式：过物方焦点 F 的光线，通过厚透镜后的出射光线平行于主光轴。据图中三角形的相似关系，即：

$$\triangle DV'F_2 \backsim \triangle GVF_2, \text{则有：} \frac{DV'}{GV} = \frac{-f_2}{-f_2 - t}$$

$$\triangle EPF \backsim \triangle GVF, \text{则有：} \frac{EP}{GV} = \frac{DV'}{GV} = \frac{-f}{-f_V}$$

比较上述两式可得：

$$\frac{f_2}{f_2 + t} = \frac{f}{f_V} \qquad (2\text{-}69)$$

对于前表面，可将后表面物方焦点 F_2 看为厚透镜物方焦点 F 的像，利用式(2-39)可得：

$$\frac{n_L}{f_2 + t} - \frac{n}{f_V} = \frac{n}{-f_1} \qquad (2\text{-}70)$$

联立式(2-69)和式(2-70)消掉 f_V，整理可得物方焦距 f 的计算公式为：

$$\frac{n}{f} = \frac{n}{f_1} + \frac{n_L}{f_2} + \frac{nt}{f_1f_2} \qquad (2\text{-}71)$$

(2) 厚透镜的屈光力：仿照式(2-57)薄透镜屈光力的定义，将厚透镜的屈光力定义为：

$$F = \frac{n'}{f'} = -\frac{n}{f} \qquad (2\text{-}72)$$

将式(2-68)和式(2-71)代入上式有：

笔记

$$F = \frac{n_L}{f_1'} + \frac{n'}{f_2'} - \frac{n't}{f_1'f_2'} = -\frac{n}{f_1} - \frac{n_L}{f_2} - \frac{nt}{f_1 f_2} \tag{2-73}$$

利用式(2-64)和式(2-65),上式变为:

$$F = \frac{n'}{f'} = -\frac{n}{f} = F_1 + F_2 - \frac{t}{n_L} F_1 F_2 \tag{2-74}$$

上式中 F_1 和 F_2 分别为第一折射球面和第二折射球面的面屈光力,可由式(2-64)和式(2-65)计算出。

视光学方面的教科书中,常将厚透镜的屈光力称为等效屈光力(equivalent power),用 F_e 表示。其意义为:当平行光入射时,厚透镜的光学作用相当于在像方主平面处放置一个屈光力为 F_e 的薄透镜所产生的光学作用;当物点位于物方焦点上时,相当于在物方主平面处放置一个屈光力为 F_e 的薄透镜。

(3)厚透镜的主点位置:透镜后顶点 V' 到像方主点 P' 的距离称为像方主点距离,用 p' 表示,且以 V' 为参考点,则有:

$$-p' + f_V' = f' \tag{2-75}$$

由式(2-66)可得:

$$f_V' = f' - \frac{f'}{f_1'}t \tag{2-76}$$

将式(2-76)代入式(2-75),可得像方主点位置表达式为:

$$p' = -\frac{f'}{f_1'}t \tag{2-77}$$

利用式(2-64)和式(2-74),上式也可表示为:

$$p' = -\frac{n'}{n_L} \cdot \frac{F_1}{F}t \tag{2-78}$$

类似,将透镜前顶点 V 到物方主点 P 的距离称为物方主点距离,用 p 表示,且以 V 为参考点,则有:

$$p - f_V = -f \tag{2-79}$$

由式(2-69)可得:

$$f_V = f + \frac{f}{f_2}t \tag{2-80}$$

将式(2-80)代入式(2-79),可得物方主点位置表达式为:

$$p = \frac{f}{f_2}t \tag{2-81}$$

利用式(2-65)和式(2-74),上式也可表示为:

$$p = \frac{n}{n_L} \cdot \frac{F_2}{F}t \tag{2-82}$$

(4)厚透镜的节点位置:可以推导证明:物方焦点 F 到物方节点 N 的距离 FN 等于像方主点 P' 到像方焦点 F' 的距离即像方焦距 f',即:

$$FN=f' \tag{2-83}$$

像方焦点 F' 到像方节点 N' 的距离 $F'N'$ 等于物方主点 P 到物方焦点 F 的距离即物方焦距 f,即:

$$F'N' = f \tag{2-84}$$

以上公式都是透镜两侧介质折射率不同情况下的一般计算公式。如果透镜两侧介质折射率相等,则公式形式可得以简化,例如厚透镜置于空气中,即 $n = n' = 1$,上述相关一般式变为:

笔记

屈光力：
$$F = \frac{1}{f'} = -\frac{1}{f} = F_1 + F_2 - \frac{t}{n_L}F_1F_2 \qquad (2\text{-}85)$$

物方焦距：
$$\frac{1}{f} = \frac{1}{f_1} + \frac{n_L}{f_2} + \frac{t}{f_1f_2} \qquad (2\text{-}86)$$

像方焦距：
$$\frac{1}{f'} = \frac{n_L}{f'_1} + \frac{1}{f'_2} - \frac{t}{f'_1f'_2} \qquad (2\text{-}87)$$

屈光力与焦距的关系：
$$F = \frac{1}{f'} = -\frac{1}{f} \qquad (2\text{-}88)$$

物方主点距离：
$$p = \frac{f}{f_2}t = \frac{1}{n_L} \cdot \frac{F_2}{F}t \qquad (2\text{-}89)$$

像方主点距离：
$$p' = -\frac{f'}{f'_1}t = -\frac{1}{n_L} \cdot \frac{F_1}{F}t \qquad (2\text{-}90)$$

节点位置：由于 $f' = -f$，且 $FN = f'$，$F'N' = f$，表明像方节点与像方主点重合，物方节点与物方主点重合。

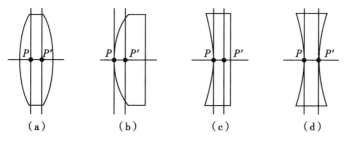

图 2-46　不同形状厚透镜的主平面位置
（a）双凸；（b）平凸；（c）平凹；（d）双凹

从式（2-89）和式（2-90）可以看出，厚透镜的主点位置与其形状有关。图 2-46 为空气中不同形状厚透镜的主平面位置示意图。例如图 2-46（b），由于后表面 $r_2 = \infty$，面屈光力 $F_2 = \dfrac{1-n_L}{r_2} = 0$，从式（2-89）可知，物方主点距离 $p=0$，即物方主点与前顶点重合。

3. 厚透镜作图法成像　类似薄透镜成像，厚透镜也可以通过作图的方法确定像的位置和大小。

（1）轴外物点作图法成像：三条特征光线，如图 2-47 所示。利用其中的任意两条特征光线即可确定像的位置。

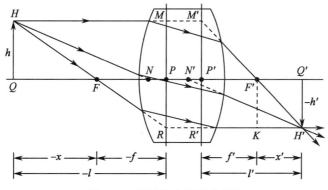

图 2-47　轴外物点作图法成像

1）平行于主光轴的入射光线（或延长线）与像方主平面相交后，其共轭折射光线通过像方焦点。

2）通过物方焦点的入射光线（或延长线）与物方主平面相交后，其共轭折射光线平行于主光轴。

3）射向物方节点的入射光线（或延长线），其共轭折射光线（或延长线）自像方节点平行于入射光线出射。

（2）轴上物点作图法成像：

1）方法一：利用像方焦平面作图成像，如图2-48（a）所示。

①过像方焦点 F' 作像方焦平面。

②过物点 Q 画任意角度入射光线 QA 到物方主平面。

③过物方焦点 F 作平行于入射光线 QA 的辅助光线 FB，其共轭光线 $B'C$ 平行于主光轴且与像方焦平面交于 C。

④过 C 作入射光线 QA 的共轭光线 $A'C$ 与主光轴相交于 Q' 即为像点。

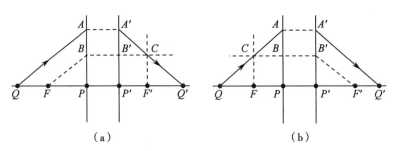

图2-48　轴上物点成像的作图法
（a）利用像方焦平面作图；（b）利用物方焦平面作图

2）方法二：利用物方焦平面作图成像，如图2-48（b）所示。

①过物点 Q 画任意角度入射光线 QA 到物方主平面。

②过物方焦点 F 作物方焦平面与入射光线 QA 相交于 C 点。

③过 C 点作平行于主光轴的辅助光线 CB，其共轭光线 $B'F'$ 通过像方焦点 F'。

④作入射光线 QA 的共轭光线 $A'Q'$ 且平行于 $B'F'$ 与主光轴相交于 Q' 即为像点。

4. 厚透镜近轴成像公式　类似薄透镜，对厚透镜也可以推导出一套成像公式。

（1）高斯公式：在图2-47中，据 $\triangle HMR \backsim \triangle FPR$ 有：

$$\frac{-h'}{MR} = \frac{-f}{-l}$$

据 $\triangle H'M'R' \backsim \triangle F'KH'$ 有：

$$\frac{-h'}{M'R'} = \frac{-h'}{MR} = \frac{l'-f'}{l'} = 1 - \frac{f'}{l'}$$

比较上述两式可得高斯公式：

$$\frac{f'}{l'} + \frac{f}{l} = 1 \tag{2-91}$$

将式（2-72）代入上式可得下列表达式：

$$\frac{n'}{l'} - \frac{n}{l} = \frac{n'}{f'} = -\frac{n}{f} \tag{2-92}$$

（2）牛顿公式：据图有 $-l = -x - f$ 和 $l' = f' + x'$，代入式（2-91）整理可得：

$$xx' = ff' \tag{2-93}$$

（3）聚散度公式：令 $L' = \frac{n'}{l'}$ 为像方光束聚散度，$L = \frac{n}{l}$ 为物方光束聚散度，$F = \frac{n'}{f'} = -\frac{n}{f}$ 为厚透镜的屈光力，则式（2-92）可改写成：

笔记

$$L' - L = F \tag{2-94}$$

5. 横向放大率 在图 2-47 中,据 $\triangle M'P'F' \backsim \triangle F'Q'H'$ 有:

$$\frac{-h'}{h} = \frac{l' - f'}{f'}$$

将式(2-92)代入上式,整理可得横向放大率为:

$$\beta = \frac{h'}{h} = \frac{n}{n'} \cdot \frac{l'}{l} = \frac{L}{L'} \tag{2-95}$$

当透镜两侧介质相同时,则上式变为:

$$\beta = \frac{h'}{h} = \frac{l'}{l} \tag{2-96}$$

例题 2-11 双凸厚透镜两个折射面的曲率半径为 4cm 和 6cm,折射率为 1.5,中心厚度为 2cm。一物点位于透镜前表面左侧 8cm,试求像的位置。

解: 已知 $l_V = -8\text{cm}$, $r_1 = 4\text{cm}$, $r_2 = -6\text{cm}$, $t = 2\text{cm}$, $n_L = 1.5$, $n = n' = 1$(无说明表示透镜置于空气中)。

将数据代入式(2-43)或式(2-64)有: $F_1 = \dfrac{1.5}{f_1'} = -\dfrac{1}{f_1} = \dfrac{1.5-1}{4}$。

解得: $F_1 = 12.5\text{D}$, $f_1 = -8\text{cm}$, $f_1' = 12\text{cm}$。

将数据代入式(2-43)或式(2-65)有: $F_2 = \dfrac{1}{f_2'} = -\dfrac{1.5}{f_2} = \dfrac{1-1.5}{-6}$。

解得: $F_2 = 8.33\text{D}$, $f_2 = -18\text{cm}$, $f_2' = 12\text{cm}$。

将数据代入式(2-87)得透镜像方和物方焦距为: $f' = -f = \dfrac{36}{7}\text{cm}$。

将数据代入式(2-89)得物方主点距离为: $p = \dfrac{f}{f_2}t = 0.57\text{cm}$。

将数据代入式(2-90)得像方主点距离为: $p' = -\dfrac{f'}{f_1'}t = -0.86\text{cm}$。

物点相对物方主点的间距即物距为: $l = l_V - p = -8 - 0.57 = -8.57\text{cm}$。

应用高斯公式(2-92)有:

$$\frac{1}{l'} - \frac{1}{-8.57} = \frac{7}{36}$$

解得,像点距离像方主点的间距即像距为: $l' = 12.80\text{cm}$。

像点相对于后顶点的间距为: $l_V' = l' + p' = 12.80 - 0.86 = 11.94\text{cm}$。

6. 眼用透镜的顶点屈光力 眼睛成像的精度很高,成像的位置与视网膜出现 1mm 数量级的偏差,就会引起 3D 左右的近视或远视度数。所以,无论是安装在镜架上的透镜还是接触镜,都应按厚透镜处理。在实际标定或测量透镜度数时,以主点为基准点是不现实的,主点的位置有时甚至不在透镜上,为了便于测量眼用透镜通常以顶点为基准点,对眼镜片常选后顶点为基准点,参考图 2-45。

(1)顶焦距:透镜前顶点 V 到物方焦点 F 的距离称为前顶焦距(front vertex focal length),用 f_V 表示;后顶点 V' 到像方焦点 F' 的距离称为后顶焦距(back vertex focal length),用 f_V' 表示。

式(2-76)即为后顶焦距: $$f_V' = f' - \frac{f'}{f_1'}t \tag{2-97}$$

式(2-80)即为前顶焦距: $$f_V = f + \frac{f}{f_2}t \tag{2-98}$$

(2)顶点屈光力:由于眼镜片在空气中使用,即 $n=n'=1$,则透镜前、后表面的面屈光力

笔记

据式(2-64)和式(2-65)分别为:

$$F_1 = \frac{n_L}{f_1'} = -\frac{1}{f_1} = \frac{n_L - 1}{r_1} \tag{2-99}$$

$$F_2 = \frac{1}{f_2'} = -\frac{n_L}{f_2} = \frac{1 - n_L}{r_2} \tag{2-100}$$

参照厚透镜屈光力的定义,通常将前顶焦距 f_V 的负倒数定义为前顶点屈光力(front vertex power),用 F_V 表示;后顶焦距 f_V' 的倒数定义为后顶点屈光力(back vertex power),用 F_V' 表示。

据前顶点屈光力的定义,利用式(2-98)、式(2-74)和式(2-100),可推得前顶点屈光力为:

$$F_V = -\frac{1}{f_V} = F_1 + \frac{F_2}{1 - \frac{t}{n_L} F_2} \tag{2-101}$$

据后顶点屈光力的定义,利用式(2-97)、式(2-74)和式(2-99),可推得后顶点屈光力为:

$$F_V' = \frac{1}{f_V'} = F_2 + \frac{F_1}{1 - \frac{t}{n_L} F_1} \tag{2-102}$$

比较式(2-101)和式(2-102)可发现,前、后顶点屈光力不同,这主要是由于前、后顶焦距不同所致。在实际使用中,常用后顶点屈光力来表示眼镜片的度数。

例题 2-12 令厚透镜置于空气中,前、后表面的屈光力为 16.00D 和 −4.00D,中心厚度为 7.5mm,折射率为 1.523。试求厚透镜的屈光力、顶点屈光力和主点位置。

解: 已知 $F_1 = 16.00D$, $F_2 = -4.00D$, $t = 7.5mm = 7.5 \times 10^{-3}m$, $n_L = 1.523$。利用式(2-85)可得厚透镜的屈光力为:

$$F = F_1 + F_2 - \frac{t}{n_L} F_1 F_2 = 16.00 - 4.00 - \frac{7.5 \times 10^{-3}}{1.523} \times 16.00 \times (-4.00) = 12.32D$$

利用式(2-101)可得厚透镜的前顶点屈光力为:

$$F_V = F_1 + \frac{F_2}{1 - \frac{t}{n_L} F_2} = 16.00 + \frac{-4.00}{1 - \frac{7.5 \times 10^{-3}}{1.523} \times (-4.00)} = 12.08D$$

利用式(2-102)可得厚透镜的后顶点屈光力为:

$$F_V' = F_2 + \frac{F_1}{1 - \frac{t}{n_L} F_1} = -4.00 + \frac{16.00}{1 - \frac{7.5 \times 10^{-3}}{1.523} \times 16.00} = 13.37D$$

利用式(2-89)可得物方主点距离为:

$$p = \frac{1}{n_L} \cdot \frac{F_2}{F} t = \frac{1}{1.523} \times \frac{-4.00}{12.32} \times 7.5 = -1.60mm$$

利用式(2-90)可得像方主点距离为:

$$p' = -\frac{1}{n_L} \cdot \frac{F_1}{F} t = -\frac{1}{1.523} \times \frac{16.00}{12.32} \times 7.5 = -6.40mm$$

二维码2-5 PPT 第二章第三节

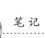

笔记

第三节   理想光学系统成像

一个能使任何同心光束保持同心性的光学系统叫做理想光学系统。理想光学系统成像特性要求物方的每个同心光束对应着像方的一个同心光束。在均匀透明介质中,除平面反射镜具有理想光学系统的特性外,其他实际光学系统都不能成完善的成像。在共轴球面系统中，只有在近轴光线条件下，对有限大小的平面物体才可以成比较完善的像。在研究实际光学系统成像问题时，常常利用理想光学系统的成像特性来比较和估计实际光学系统的成像质量，找出存在偏差的原因并设法进行修正，使实际光学系统尽量逼近理想光学系统。理想光学系统的理论是高斯（Gauss）在1841年建立的重要光学理论。因此，理想光学系统理论也叫做高斯光学。

一、理想光学系统的性质

设理想光学系统各界面间的介质都是均匀的，故光线在各界面间均以直线传播，而且物方的光线与像方的光线都具有一一对应的共轭关系。理想光学系统所具有的完善成像性质如下：

1. 物方的一点对应像方的一点，对应点叫做共轭点。
2. 物方的一条直线对应像方的一条直线，对应直线叫做共轭直线。
3. 物方的一个平面对应像方的一个平面，对应平面叫做共轭面。

由于理想光学系统处在均匀介质中，物空间的光线和像空间的光线都是直线。物空间一点，在像空间仍为一点，其位置是用光线通过一定的几何关系确定下来的。因而把这种几何关系称为"共线成像"、"共线变换"或"共线光学"。理想光学系统理论是一种几何理论，研究的是共线变换的几何性质。

如果理想光学系统是轴对称的，它还具有下列一些性质：

1. 光轴上任何一点的共轭点仍在光轴上。
2. 任何垂直于光轴的平面，其共轭面仍与光轴垂直。
3. 像方中每束同心光束，在物方中有一对应的共轭同心光束。

二、理想光学系统的基点和基面

当把光学系统作为一个整体，而不是逐一地研究每一个折射面时，可以用光学系统的几个特征点和面来表示理想光学系统在成像上的性质。其中焦点、主点和节点统称为系统的基点。焦平面、主平面和节平面统称为系统的基面。不管理想光学系统的具体结构如何，只要得知系统的基点和基面，就可用高斯公式或牛顿公式计算系统共轭点的位置和成像的放大率。

（一）焦点和焦平面

1. 像方焦点与像方焦平面　如图 2-49 所示，物方平行于主光轴的光线经系统后在像方交于主光轴上 F' 点，该点称为像方焦点、第二焦点或后焦点。像方焦点 F' 与物方主光轴上无限远处的物点共轭。过 F' 作垂直于主光轴的平面叫做像方焦平面或第二焦平面（图中未画出）。像方焦平面与物方在无限远处的物平面共轭。

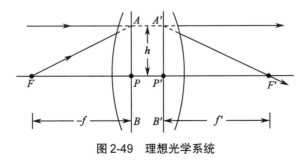

图 2-49　理想光学系统

2. 物方焦点与物方焦平面　如图 2-49 所示，像方平行于主光轴的光线，在物方所对应的点 F 称为物方焦点、第一焦点或前焦点。物方焦点 F 与像方主光轴上无限远处的像点共轭。过物方焦点 F 作垂直于主光轴的平面称为物方焦平面或第一焦平面。物方焦平面与像方无限远处的像平面共轭。

（二）主点和主平面

1. 物方主平面与物方主点 如图 2-49 所示，过物方焦点 F 的各入射光线（或延长线）与其共轭的平行于主光轴的出射光线（或延长线）相交的点构成的平面 AB 称为物方主平面或第一主平面。物方主平面与主光轴相交的点 P 称为物方主点、第一主点或前主点。

2. 像方主平面与像方主点 如图 2-49 所示，平行于主光轴的各入射光线（或延长线）与通过像方焦点 F' 的共轭出射光线（或延长线）相交的点构成的平面 $A'B'$ 称为像方主平面或第二主平面。像方主平面与主光轴相交的点 P' 称为像方主点、第二主点或后主点。

利用主平面，可以把系统对实际光线的多次折射和反射简化为一次偏折。或者说，由主平面的一次偏折等效代替了系统内多个子系统的多次实际折射和反射。

对同一光学系统，物方主平面上任意一点 A 是平行于主光轴的入射光线与过焦点的入射光线的延长线的相交点，经系统后此两光线的共轭光线的反向延长线相交于 A' 点，A 和 A' 是共轭点，A' 可看为虚物点 A 的虚像点，由于 $AP = A'P'$，即 $\beta=1$，也就是说，在一个主平面上的任一线段以相同的大小和方向成像在另一主平面上。

物方主点 P 到物方焦点 F 的距离称为物方焦距或第一焦距，用 f 表示；像方主点 P' 到像方焦点 F' 的距离称为像方焦距或第二焦距，用 f' 表示。

（三）节点与节平面

当入射光线与其共轭的出射光线相互平行时，则入射光线（或延长线）与主光轴的交点称为物方节点、第一节点或前节点，用 N 表示；其共轭的出射光线（或延长线）与主光轴的交点称为像方节点、第二节点或后节点，用 N' 表示。

由于入射光线和出射光线相互平行，它们与主光轴的夹角相等，所以将一对节点称为角放大率为 1 的共轭点。可以证明，当光学系统两侧的介质相同时，节点和主点是重合的。

光学系统中的一对焦点、一对主点和一对节点统称为光学系统的三对基点。一对主点是共轭点，一对节点也是共轭点，但一对焦点不是共轭点。

三、理想光学系统成像

对于理想光学系统，不管其具体内部结构如何，只要知道其焦点和主点的相对位置，其成像特性也就确定下来了，利用这两对基点（或基面）即可方便地求解物像关系。

（一）用作图法确定像的位置

在理想成像的情况下，物点发出的所有光线经光学系统后仍交于一点。只要找到由物方发出的三条特征光线中的任意两条光线在像方的共轭光线，它们的交点就是该物点的像，如图 2-50 所示。

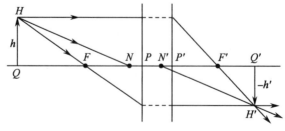

图 2-50 轴外物点成像

笔记

1. 轴外物点作图法 三条特征光线是：

（1）过物方焦点 F 的入射光线，在物方主平面处偏折后平行于主光轴。

（2）平行于主光轴的入射光线,在像方主平面处偏折后通过像方焦点 F'。

（3）以某一角度入射到物方节点 N 的光线,以相同的角度从像方节点 N' 射出,即不改变方向。

2. 轴上物点作图法

（1）方法一:利用像方焦平面,参考图 2-48（a）所示。

1）过像方焦点 F' 画垂直于主光轴的平面,即像方焦平面。

2）过物点 Q 画任意角度入射光线 QA 到物方主平面。

3）过物方焦点 F 作平行于入射光线 QA 的辅助光线 FB,辅助光线 FB 的共轭光线 $B'C$ 平行于主光轴且与像方焦平面交于 C 点。

4）过 C 点作入射光线 QA 的共轭光线 $A'Q$ 与主光轴交于 Q',该点即为像点。

（2）方法二:利用物方焦平面,参考图 2-48（b）所示。

1）过物方焦点 F 画垂直于主光轴的平面,即物方焦平面。

2）过物点 Q 画任意角度入射光线 QA 到物方主平面,且与物方焦平面交于 C 点。

3）过 C 点作平行主光轴的辅助光线 CB 与像方主平面交于 B',CB 的共轭光线 $B'F'$ 必通过像方焦点 F'。

4）画入射光线 QA 的共轭光线 $A'Q'$ 与 $B'F'$ 平行,与主光轴交于 Q',该点即为像点。

（二）理想光学系统的成像公式

利用作图法确定像的位置和大小简便直观,但只能粗略地进行求解。如果要精确地确定像的位置和大小,则需要采用公式法计算求得。如图 2-51 所示,假定有一垂直于光轴物体 QH,其高度为 h,经光学系统成一倒立的像 $Q'H'$,其高为 $-h'$。下面推导有关的成像公式。

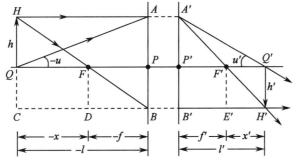

图 2-51　理想光学系统成像

1. 高斯公式　从图 2-51 可见,因 $\triangle HCB \backsim \triangle FDB$,则有:

$$\frac{FD}{HC} = \frac{F'E'}{A'B'} = \frac{-f}{-l}$$

因 $\triangle A'B'H' \backsim \triangle F'E'H'$,则有:

$$\frac{F'E'}{A'B'} = \frac{l'-f'}{l'}$$

比较上述两式,整理可得高斯公式为:

$$\frac{f'}{l'} + \frac{f}{l} = 1 \tag{2-103}$$

若物、像空间介质不同时,即 $n \neq n'$,利用 $\dfrac{n'}{f'} = -\dfrac{n}{f}$ 可以得到:

$$\frac{n'}{l'} - \frac{n}{l} = \frac{n'}{f'} = -\frac{n}{f} \tag{2-104}$$

若物、像空间介质相同时，即 $n = n'$，可以得到：

$$\frac{1}{l'} - \frac{1}{l} = \frac{1}{f'} = -\frac{1}{f}$$ (2-105)

2. 牛顿公式   从图可见，因 $\triangle HQF \backsim \triangle FBP$，则有：

$$\frac{-h'}{h} = \frac{-f}{-x}$$

因 $\triangle A'P'F' \backsim \triangle F'H'Q'$，则有：

$$\frac{-h'}{h} = \frac{x'}{f'}$$

比较上述两式，可得牛顿公式为：

$$x'x = ff'$$ (2-106)

3. 聚散度公式   令 $L = \frac{n}{l}$ 为物方光束聚散度，$L' = \frac{n'}{l'}$ 为像方光束聚散度，$F = \frac{n'}{f'} = -\frac{n}{f}$ 为光学系统的屈光力，代入式（2-104）可得聚散度公式为：

$$L' - L = F$$ (2-107)

（三）理想光学系统的放大率

1. 横向放大率   类似厚透镜的横向放大率，据图 2-51 也可推得：

$$\beta = \frac{h'}{h} = -\frac{f}{x} = -\frac{x'}{f'} = \frac{nl'}{n'l} = \frac{L}{L'}$$ (2-108)

2. 角放大率   在图 2-51 中，过主光轴上一对共轭点 Q 和 Q'，任取一对共轭光线 QA 和 $A'Q'$，与主光轴的夹角为 u 和 u'，这两个角度的正切之比称为这对共轭点的角放大率，用 γ 表示，即：

$$\gamma = \frac{\tan u'}{\tan u} = \frac{h/l'}{h/l} = \frac{l}{l'}$$ (2-109)

角放大率和横向放大率的关系，用亥姆霍兹（H.von.Helmhotlz）公式表述为：

$$\gamma\beta = \frac{h'}{h} \cdot \frac{\tan u'}{\tan u} = \frac{n}{n'}$$ (2-110)

四、理想光学系统的组合

两个或两个以上的共轴球面系统组合而成的光学系统称为共轴光学系统组合。在实际工作中，常常要把几个光学系统组合在一起，组成复杂的光学系统组合。研究复杂的光学系统成像问题，可以采用逐次成像法，也可以先确定组合光学系统的基点，再利用高斯公式、牛顿公式和放大率公式等来确定像的位置和大小。

两个光学系统的组合是常遇到的，也是最简单的光学系统组合。下面讨论两个共轴球面系统组成的光学系统组合的性质。

（一）两个组合理想光学系统的基点

设整个光学系统由光学系统 I 和 II 组成，如图 2-52 所示。系统 I 前侧和系统 II 后侧的折射率分别为 n 和 n'。系统 I 的折射率为 n_1，系统 I 与 II 之间的折射率为 n_0，系统 II 的折射率为 n_2。系统 I 和系统 II 的焦点和主点分别为 F_1、F_1' 和 P_1、P_1'；F_2、F_2' 和 P_2、P_2'。组合系统的焦点和主点分别为 F、F' 和 P、P'。通常规定，两个光学系统的光学间隔和空间间隔分别为 $\Delta = \overline{F_1'F_2}$ 和 $t = \overline{P_1'P_2}$。

图中画出了两条特征光线：①是一条平行于主光轴的入射光线，出射光线过组合光学系统的像方焦点 F'，并且必过系统 I 的像方焦点 F_1'；②是一条过组合光学系统物方焦点 F 的入射光线，出射光线平行于主光轴，并且必过系统 II 的物方焦点 F_2。参照厚透镜也可以推导出组合光学系统的有关公式。

屈光力：

$$F = \frac{n'}{f'} = -\frac{n}{f} = F_1 + F_2 - \frac{t}{n_0}F_1F_2 \tag{2-111}$$

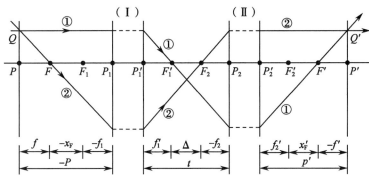

图 2-52 理想光学系统组

光学间隔（系统 I 的像方焦点 F_1' 到系统 II 的物方焦点 F_2 的间距。由于在本教材中焦点和屈光力都采用大写斜体 F 表示，阅读教材过程中请注意区分）：

$$\Delta = \overline{F_1'F_2} = t - f_1' + f_2 = -\frac{n_0 F}{F_1 F_2} \tag{2-112}$$

物方焦距（P 到 F）：

$$f = \frac{f_1 f_2}{\Delta} \tag{2-113}$$

像方焦距（P' 到 F'）：

$$f' = -\frac{f_1' f_2'}{\Delta} \tag{2-114}$$

物方主点距离（P_1 到 P）：

$$p = \frac{f_1}{\Delta}t = \frac{n}{n_0} \cdot \frac{F_2}{F}t \tag{2-115}$$

像方主点距离（P_2' 到 P'）：

$$p' = \frac{f_2'}{\Delta}t = \frac{n'}{n_0} \cdot \frac{F_1}{F}t \tag{2-116}$$

（二）组合光学系统的成像

1. 作图法 只要确定了组合光学系统的基点和基面，参照一个光学系统的作图法，即可确定像的位置和大小，此处略。

2. 公式法 求出组合系统的基点和基面后，参照一个光学系统的方法，利用高斯公式或牛顿公式即可确定像的位置和大小。

（1）高斯公式：

$$\frac{f'}{l_P'} + \frac{f}{l_P} = 1 \tag{2-117}$$

式中，l_P 和 l_P' 分别是以主点为基点的物距和像距。

（2）牛顿公式：

$$x_F x_F' = ff' \tag{2-118}$$

式中，x_F 和 x_F' 分别是以焦点为基点的物距和像距。

（3）横向放大率：

$$\beta = \frac{h}{h'} = \frac{nl'}{n'l} = \frac{L}{L'} \tag{2-119}$$

（4）角放大率：

$$\gamma = \frac{\tan u'}{\tan u} = \frac{l}{l'} \tag{2-120}$$

（5）拉格朗日 - 亥姆霍兹公式：

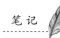
笔记

$$\gamma\beta = \frac{h'}{h} \cdot \frac{\tan u'}{\tan u} = \frac{n}{n'} \tag{2-121}$$

$$nh\tan u = n'h'\tan u' \tag{2-122}$$

式（2-122）也叫做拉格朗日 - 亥姆霍兹不变式。

例题 2-13 如图 2-53 所示，两个相互间隔 25cm 的薄透镜的焦距分别为 5cm 和 10cm，物位于焦距 5cm 的薄透镜左侧 15cm 处，试确定像的位置。

解： 该例题可以看为两个简单的光学系统的组合，因为是薄透镜，所以每个系统的两个主平面是重合的。已知 $f_1' = -f_1 = 5\text{cm}$，$f_2' = -f_2 = 10\text{cm}$，$t=25\text{cm}$，$l_o=-15\text{cm}$。则根据相关公式可得：

光学间隔：$\Delta = t - f_1' + f_2 = 25 - 5 - 10 = 10\text{cm}$。

物方焦距：$f = \frac{f_1 f_2}{\Delta} = \frac{-5 \times (-10)}{10} = 5\text{cm}$。

像方焦距：$f' = -\frac{f_1' f_2'}{\Delta} = -\frac{5 \times 10}{10} = -5\text{cm}$。

物方主点距离：$p = \frac{f_1}{\Delta} t = \frac{-5}{10} \times 25 = -12.5\text{cm}$。

像方主点距离：$p = \frac{f_2'}{\Delta} t = \frac{10}{10} \times 25 = 25\text{cm}$。

（1）用高斯公式：物到组合系统主点的物距为：

$l_P = l_o - p = -15 + 12.5 = -2.5\text{cm}$，代入高斯公式有：$\frac{-5}{l_P'} + \frac{5}{-2.5} = 1$。

解得：$l_P' = -1.67\text{cm}$。

距离第二个透镜的距离为：$l_o' = l_P' + p' = -1.67 + 25 = 23.33\text{cm}$。

（2）用牛顿公式：以物方焦点为基准点的物距为：

$$x_F = l_o - p - f = -15 + 12.5 - 5 = -7.5\text{cm}$$

代入牛顿公式有：$-7.5 \times x_F' = 5 \times (-5)$。

解得：$x_F' = 3.33\text{cm}$。

像距第二个透镜的距离为：$l_o' = p' + f' + x_F' = 25 - 5 + 3.33 = 23.33\text{cm}$。

（3）用聚散度公式：

物方光束聚散度为：$L = \frac{1}{l_P} = \frac{1}{-0.025} = -40\text{D}$。

组合系统屈光力为：$F = \frac{1}{f'} = \frac{1}{-0.05} = -20\text{D}$。

像方光束聚散度为：$L' = F + L = -20 - 40 = -60\text{D}$。

像距为：$l_P' = \frac{1}{L'} = \frac{1}{-60} = -1.67\text{cm}$。

距第二个透镜的距离为：$l_o' = l_P' + p' = -1.67 + 25 = 23.33\text{cm}$。

二维码 2-6
扫一扫，测一测

笔记

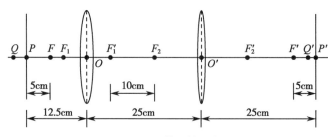

图 2-53 薄透镜组合

（王云创 姚 进）

第三章

光学系统的光束限制

前面研究了共轴球面系统在近轴条件下和理想光学系统的成像理论，除平面镜外，理想光学系统是不能实现的。为实现理想光学系统的成像效果，对于实际共轴光学系统，只有将光束控制在近轴区域或限制成像范围，才能得到近似的理想像。可以限制成像光束粗细或成像范围大小的通光孔叫做光阑（diaphram）。光阑有两种含义，一是指带通光孔的物体，二是指通光孔本身。可以作为光阑的器件有带孔的屏障、镶透镜的框架（比如眼镜架的镜圈），甚至透镜的边缘都可看做光阑（比如无框眼镜）。光阑多为圆形、正方形、长方形，形状上的不同多因为是用途上的不同而导致的。光阑是由通光孔的大小来限制成像光束大小或成像范围以提高成像质量。光阑位置不同，具体限制光束作用也不同，所叫的名称也不同，下面分别讨论。

第一节　孔径光阑与视场光阑

一个光学系统可以有多个光阑，但不同的光阑由于位置不同或孔径大小不同对同一成像光束所限制的程度是不同的，通光孔越小，限制程度越大，成像光束也就越细。比如眼睛，整个角膜是透明的，而周围的巩膜不透明，所以角膜是一个通光孔。但是通过角膜的光束并不都能参与成像，因为瞳孔的孔径更小，它对入射光限制作用更大，像瞳孔这样在整个光学系统中对成像光束起到最大程度限制的光阑叫做孔径光阑。视场通常描述的是成像光学系统物、像平面上（或物像空间中）成像范围。在光学系统中一般将安置在物平面或者像平面上用以限制成像范围的光阑称为视场光阑，它可能是光学系统中的某个或者某组透镜边框，也可能是专设的光孔。例如，照相系统中实际镜头可将外界较大空间范围内的景物成像于底片所在位置，底片将取景器方框内的景物存留于底片上，所以底片边缘不能感光的边界起到了限定成像范围的作用，像底片边缘一样起限制成像范围的光阑叫做视场光阑（图 3-1）。

笔记

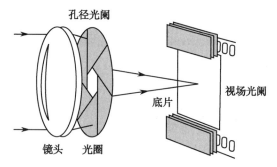

图 3-1 照相机中的孔径光阑和视场光阑

一、孔径光阑与光瞳

（一）孔径光阑

光学系统中的多个光阑中对成像光束限制程度最大的光阑叫做孔径光阑（aperture stop），也叫有效光阑。对于进入光学系统的光束来讲，只有通过孔径光阑的光束最终才到达像的位置。这里需要注意的是，无论在什么位置上，只要它能起到最大程度限制成像光束粗细作用，它就是孔径光阑，见图 3-2。所以孔径光阑的位置不一定都在光学系统的前面，比如瞳孔在角膜后面。

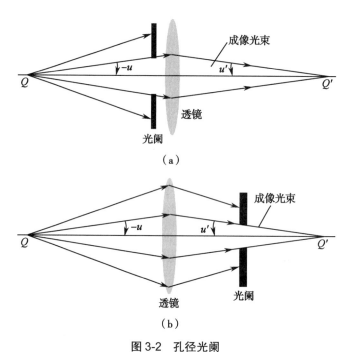

图 3-2 孔径光阑
（a）孔径光阑在光学系统前面；（b）孔径光阑在光学系统后面

被孔径光阑所限制的入射光束边缘光线与光轴的夹角叫做入射孔径角，用 u 表示。被孔径光阑所限制的出射光束边缘光线与光轴的夹角叫做出射孔径角，用 u' 表示。

孔径光阑的位置不同，但都起到了对光轴上物点成像光束宽度的限制作用；只需改变相应的光阑大小，即可保证轴上物点成像光束的孔径角不变。孔径光阑的位置不同，则对应于选择轴外物点发出光束的不同部分参与成像。

（二）光瞳

孔径光阑可能位于光学系统前面，也可能位于后面，还可能位于中间。我们可以画出实际光线的路径来判断出多个光阑的光学系统中哪个光阑是孔径光阑，但这种做法非常繁琐，为更直观地讨论物点以多粗的光束射入光学系统和多粗的光束射出光学系统，并且参与成像，我们引入光瞳（pupil）的概念。

1. 入射光瞳　相对成像的物体来讲，孔径光阑经它前面光学系统所成的像，主要限制系统物方空间中物点发出的入射孔径角，称为入射光瞳（entrance pupil），见图 3-3 中的 $D'D'$。如果孔径光阑前面无透镜，则孔径光阑本身就是入射光瞳，见图 3-2A。经作图或计算可以知道整个成像光束中，入射光瞳 $D'D'$ 恰好是入射光束 $QD'D'$ 的通光孔。

二维码 3-2
动画　双透镜系统的入瞳与出瞳

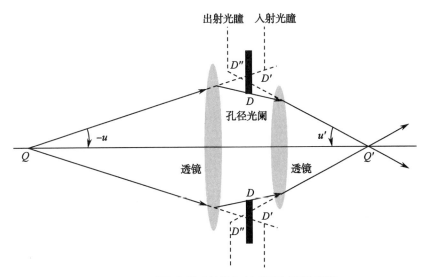

图 3-3　双透镜光学系统的入射光瞳与出射光瞳

2. 出射光瞳　相对成像的物体来讲，孔径光阑经它后面光学系统所成的像，主要限制系统像方空间中到达像点的光束的孔径角，称为出射光瞳（exit pupil），见图 3-3 中的 $D''D''$。如果孔径光阑后面无透镜，则孔径光阑本身就是出射光瞳，见图 3-2B。同样，出射光瞳 $D''D''$ 恰好是出射光束 $Q'D''D''$ 的通光孔。

3. 判断入射光瞳、出射光瞳和孔径光阑的方法　在多个光阑的光学系统中，直接确定哪个光阑是孔径光阑不是件容易的事，所以，我们要找到一种方便确定孔径光阑的方法。简便确定孔径光阑的方法为：将光学系统中所有的光学元件的通光孔（光阑）分别对其前面的光学系统成像，画各个通光孔所成的像的边缘与轴上物点的张角，张角最小的那个通光孔所成的像就是入射光瞳；入射光瞳所对应的通光孔就是孔径光阑。孔径光阑对其后面的光学系统所成的像为出射光瞳（图 3-3）。

需要注意的事项是，入射光瞳与出射光瞳是相互共轭的，出射光瞳可看做是入射光瞳经整个系统所成之像。当孔径光阑固定时，在其前放置凸透镜，可增加入射光瞳的大小；相反，在其前放置凹透镜，将减小入射光瞳的大小；同理，针对出射光瞳也有相同的规律。实际光学仪器中，由于孔径光阑距离两边的透镜都很近，所以入射光瞳和出射光瞳往往都是虚的。

（三）主光线与相对孔径

1. 主光线　为方便地研究轴外物点的成像问题，我们引入主光线这一概念。光轴外的物点发出的通过入射光瞳中心的那条光线叫做主光线（principal ray）。主光线的特点为：主光线是物平面上各点发出的成像光束的中心轴线，对于理想光学系统而言，由于入射光瞳与出射光瞳相共轭，所以，主光线不仅通过入射光瞳中心，也通过孔径光阑中心和出射光瞳中心，如图 3-4 中的光线 $HNN'H'$ 就是主光线。

笔记

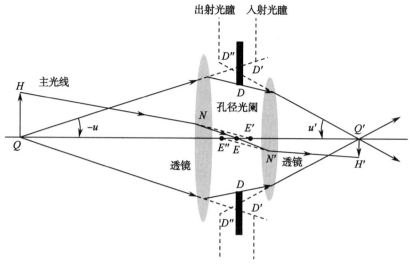

图 3-4   主光线 $HNN'H'$

2. 相对孔径与光瞳数（F 数）   系统的入射光瞳直径 D 与系统的像方焦距 f' 之比 $\dfrac{D}{f'}$ 叫做相对孔径（relative aperture）。相对孔径的大小表示镜头纳光的多少，是决定像面照度（聚光本领）和分辨本领的参数。相对孔径越大，像面照度越大，理论分辨率越高。现在的摄影镜头其相对孔径都比较大。如普通风景相机的相对孔径可达 $1 : 2.8$，有的可达 $1 : 1.20$，这样大的相对口径，对一般摄影的分辨率要求是足够的。对于在特殊条件下的摄影如拍摄高速运动的物体，室内拍照等条件下也能满足照度的需要，但是，对于制版镜头、信息处理镜头、显微照相镜头等，就必须根据分辨率的要求来选择相对孔径。相对孔径的倒数 $\dfrac{f'}{D}$ 叫做光瞳数，或 F 数。

二、视场光阑与窗

在光学系统中，对轴外物点主光线限制最多的光阑即视场光阑（field stop），其主要作用是限制成像的范围。孔径光阑、视场光阑是两种最为常见的光阑，一般系统中都存在，一般光学系统只能有一个视场光阑。视场光阑一般放置在物平面或像平面上，多为正方形、长方形。

（一）窗

与研究孔径光阑的作用引入光瞳概念方便研究成像的入射光束和出射光束那样，研究视场光阑的作用引入窗的概念，进而方便地研究成像范围的大小。视场光阑经它前面的光学系统所成的像叫做入射窗（entrance window），主要限制物空间的可成像范围。视场光阑经它后面的光学系统所成的像叫做出射窗（exit window），主要限制像空间的成像范围。入射窗和出射窗相对整个光学系统是共轭的，也可以将出射窗看做是入射窗经系统所成的像。

我们可以仿照光瞳的判断方法判断入射窗和出射窗。将光学系统中所有的光学元件的通光孔对其前面的光学系统成像，并根据各像的位置及大小求出它们对入射光瞳中心的张角，其中张角最小者为入射窗。与入射窗对应的物就是视场光阑，视场光阑对它后面的光学系统成像为出射窗。

（二）视场的度量方式

视场光阑的大小可用两种方式来加以度量，一为长度度量（视场）；一为角度度量（视场角）。

1. 视场   视场光阑所限制的成像物体的实际大小或像的实际大小分别叫做物方视场 y

和像方视场 y'。

2. 视场角　入射窗与入射光瞳中心所形成的夹角叫做物方视场角,用 θ 表示;出射窗与出射光瞳中心所形成的夹角叫做像方视场角,用 θ' 表示,视场角简称视角。从以上介绍我们可以看出,入射窗的大小决定了物方视场角的大小,出射窗的大小决定了像方视场角的大小。

三、渐晕

物体上的各点发出的光束通过光学系统时所受的限制是不同的,所以,各处像点亮度也不同,远离轴的像点会比近轴的像点暗。轴外物点发出的光束被光学系统所限制,而使像的亮度减弱的现象叫做渐晕(图3-5)。

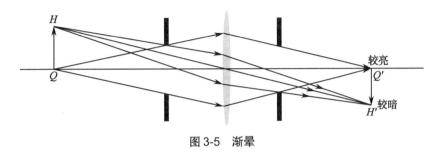

图 3-5　渐晕

实际上,渐晕现象是普遍存在的,我们用不着片面地消除渐晕,这也是没必要的,因为适当拦掉偏离理想成像状态较远的即像差较大的轴外光束有利于改善像质。一般系统允许有 50% 的渐晕,甚至 30% 的渐晕。为使边缘的像与中央的像亮度一致,可将视场光阑放置在物平面上或像平面上。投影仪的光路就是前者,照相机为后者。

第二节　景深与焦深

对于理想光学系统来说,当物点位置固定后,像点的位置也是固定的。在像的位置放一个屏幕,该屏幕上可以成一个清晰的像点。不改变接光屏的位置,将物点移近透镜,则在屏幕上可以成一个小弥散光斑,当光斑足够小时,我们并不能分辨出"点"与"小弥散光斑"的区别,认为两者的清晰度是相同的。再将物点移远透镜,也会产生相同的现象。这说明接像屏幕固定时,在一定物空间范围内的物体,我们所看到的像是等清晰的,将像平面上获得"同等"清晰像的物空间范围叫做景深(depth of field)。景深产生的原因是由于成像系统中的光感受器(光学照相机中底片、视网膜等)本身分辨能力有限(或不完善)造成的。在上面的例子中,如果将物点位置固定,而将接像屏幕在像平面前后移动,同样会接受到大小不同的小弥散光斑,同样也存在一个不能区分出"点"与"小弥散光斑"的像空间范围,将该像空间范围叫做焦深(depth of focus)。

下面我们就来深入讨论景深与焦深和两者的计算公式以及影响因素。

一、光学系统的景深

理论上,三维空间经光学系统成像时,只有与像平面共轭的平面上的物点才能真正成像在该平面上,在此平面前后的物点在该像平面只能得到相应光束的截面,即弥散圈。如图3-6,与 A′ 平面共轭的物平面为 A,即理论上只有 A 平面上的物才能在 A′ 平面成清晰像。对于 A 平面以外的 B_1 和 B_2 平面的物在 A′ 平面分别形成直径为 z_1' 和 z_2' 的弥散圈。圆的直径随着与焦点距离的增加而增加。

如果圆斑足够小,如它对眼睛的张角小于眼睛的最小分辨角,眼睛看起来并无不清晰的感觉,我们可把该弥散圈看做一个点,也就是说,把不影响分辨的弥散圈看做空间在平面上的

笔记

像。与点不能区别的最大的圆称为可接受的弥散圈（acceptable circle of confusion）。简称弥散圈（circle of confusion）。弥散圈受到以下因素影响：①视力；②观看距离；③像的放大量。

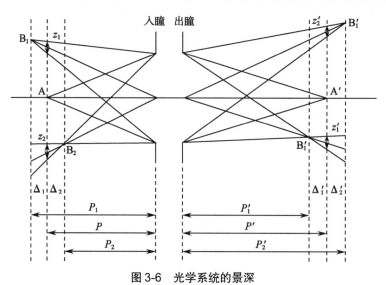

图 3-6　光学系统的景深

由于弥散圈的直径和入瞳直径有关，因此，我们将入瞳一定时，在景象平面上获得清晰像的物空间深度称为景深。

图 3-6 中，景深即为 $\Delta_1 + \Delta_2$，像平面 A′ 称为景象平面，其共轭平面 A 称为对准平面。能在景象平面上获得清晰像的最远平面称为远景；能在景象平面上获得清晰像的最近平面称为近景。

二、光学系统的焦深

在同一对准平面（物平面），能够获得清晰像的像空间深度称为光学系统的焦深。焦深从像平面前开始，到达像平面时汇聚的光锥形成最低程度的弥散圈，然后在像平面背后发散光锥延伸到焦深开始时同样的直径上时而消失，它的深度很小，因此，焦深所提供的调焦宽容度很小。如图 3-7 所示，A′ 为对准平面 A 的理想像面。在理想像面 A′ 前后各有一个平面，它们与理想像面 A′ 相距分别为 Δ_1' 和 Δ_2'，在理想像面 A′ 前后两平面上接受到的将不是理想像点，而是弥散圈 z_1' 和 z_2'。如果此弥散圈足够小，则接收器仍然认为是一个像点。像方中偏离理想像面的这前后两个面之间的距离 $\Delta_1' + \Delta_2'$，即称为焦深，用 Δ' 表示。

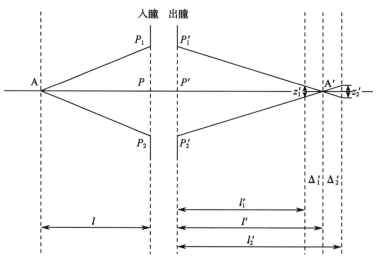

图 3-7　光学系统的焦深

笔记

焦深的存在使得光学系统在调焦时很难将接收器的位置准确定位在理想像面上,因此,不可避免产生调焦误差,这往往是测量光学系统的重要误差源之一。

需要指出的是,这里讨论的焦深只是理想光学系统中的几何焦深,不考虑实际光学系统存在像差及光具有波动特性时的复杂情况。

三、光瞳中心为基准点的成像公式

以前,我们导出的高斯成像公式是以主点为基点的成像公式,牛顿成像公式是以焦点为基点的成像公式。为方便地定量讨论焦深和景深,现在我们推导以光瞳中心为基准点的成像公式。

在图 3-8 中 E 为入射光瞳中心,E' 为出射光瞳中心,NE 为入射光瞳半径,$N'E'$ 为出射光瞳半径,入射光瞳和出射光瞳互为物和像的关系。设 ρ 为入射光瞳半径,ρ' 为出射光瞳半径,Q 为光轴上的物点,Q' 为光轴上的像点。根据牛顿公式:$xx' = ff'$ 得到:

$$(l_E - f_E)(l'_E - f'_E) = ff' \tag{3-1}$$

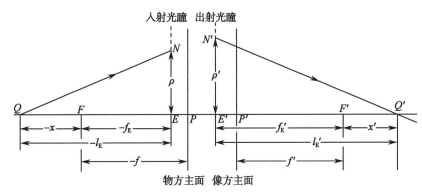

入射光瞳　出射光瞳

图 3-8　以光瞳中心为基准点的各个量

$k = \dfrac{\rho'}{\rho} = \dfrac{f}{f_E} = \dfrac{f'_E}{f'}$ 称为光瞳半径倍率,则有:

$$f_E = \frac{f}{k} \text{和} f'_E = kf' \tag{3-2}$$

将式(3-1)代入式(3-2)中,得到:

$$\left(l_E - \frac{f}{k}\right)(l'_E - kf') = ff'$$

整理后得到类似高斯形式的成像公式:

$$\frac{1}{k}\frac{f}{l_E} + k\frac{f'}{l'_E} = 1 \tag{3-3}$$

将 $F = \dfrac{n'}{f'} = -\dfrac{n}{f}$ 和 $L = \dfrac{n}{l_E}$,$L' = \dfrac{n'}{l'_E}$ 代入式(3-3)则有:

$$k^2 l' - L = kF \tag{3-4}$$

对于单个透镜的光学系统来讲,透镜本身即是入射光瞳,又是出射光瞳,所以 $k=1$,故有:

$$L' - L = F \tag{3-5}$$

四、景深公式

设 ρ_0 为光感受器允许的弥散斑(看光斑与光点等清晰时的最大光斑)半径,Δl_1 叫做远景深,Δl_2 叫做近景深。下面我们来推导以聚散度表示的景深公式。

笔记

如图 3-9 所示,根据 $\triangle N'E'Q_1' \backsim \triangle AQ'Q_1'$,有:

$$\frac{\rho_o}{\rho'} = \frac{l'-l_1'}{l_1'} = \frac{l'}{l_1'} - 1 = \frac{L_1'}{L'} - 1 \tag{3-6}$$

将式(3-4)中 $L' = \frac{1}{k^2}(kF+L)$、$L_1' = \frac{1}{k^2}(kF+L_1)$ 和 $\rho' = k\rho$ 代入(3-6)中,得到:

$$\frac{\rho_0}{k\rho} = \frac{kF+L_1-kF-L}{kF+L} = \frac{L_1-L}{kF+L}$$

整理后得到:

$$L_1 = L + \frac{\rho_0}{k\rho}(kF+L) \tag{3-7}$$

同理可得:

$$L_2 = L - \frac{\rho_0}{k\rho}(kF+L) \tag{3-8}$$

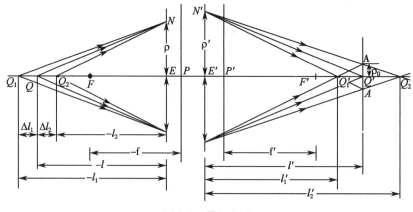

图 3-9　景深公式

景深实际是 Q_1 和 Q_2 之间的距离 Δl,根据聚散度的定义式则有 $L_1 = \frac{n}{l_1}$,$L_2 = \frac{n}{l_2}$,实际景深与聚散度之差的关系为:

$$\Delta L = L_1 - L_2 = \frac{n}{l_1} - \frac{n}{l_2} = \frac{n(l_2-l_1)}{l_1 l_2} = \frac{n\Delta l}{l_1 l_2}$$

从上式可以看出,ΔL 与 Δl 成正比。由式(3-7)和式(3-8)可导出用光束聚散度表示的焦深公式:

$$\Delta L = L_1 - L_2 = \frac{\rho_0}{k\rho}(kF+L) + L + \frac{\rho_0}{k\rho}(kF+L) - L$$

令

$$H_l = \frac{\rho_0}{k\rho}(kF+L)$$

整理后得到:

$$\Delta L = 2\frac{\rho_0}{k\rho}(kF+L) = 2H_l \tag{3-9}$$

由式(3-9)可以看出,当 $F>0$(正透镜)、L 和 k 一定时,允许的弥散斑 ρ_0 越大,光学系统屈光力 F 越大,入射光瞳半径 ρ 越小,景深就越大;当允许的弥散斑 ρ_0 一定时,物距 $(-l)$ 越大,景深越大;并且远景深 Δl_1 比近景深 Δl_2 要大。

例题 3-1　假设人眼光学系统允许的弥散斑直径为 0.005mm,试计算:①入射光瞳直径为 4mm、屈光力为 60D 的眼看无限远处物体的景深;②入射光瞳半径为 4mm、光瞳半径倍率为 0.9、屈光力为 60.2D 的眼看 5m 远处物体的景深。

解:(1)无限远处物体,

$$L = \frac{1}{l} = \frac{1}{-\infty} = 0$$

笔记

$$H_\infty = \frac{\rho_0}{\rho}F = \frac{0.005 \times 60}{4} = 0.075\,\text{D}$$

$$L_1 = L + H_\infty = 0 + 0.075$$

$$l_1 = \frac{n}{L_1} = \frac{1}{0.075} = 13.33\,\text{m}$$

$$L_2 = L - H_\infty = -0.075\,\text{D}$$

$$l_2 = \frac{n}{L_2} = -\frac{1}{0.075} = -13.33\,\text{m}$$

根据符号规则,眼前的距离取负值,眼后的距离取正值,由理论数值可知,注视无限远目标时的景深范围为从眼前 14.28m 到眼前无限远,再由无限远到眼后 14.28m。而从上面的计算结果看,实际情况应为从眼前 13.33m 到眼前无限远的范围。

（2）5m 远处物体的物方聚散度为 $L = \dfrac{n}{l} = \dfrac{1}{-5} = -0.2\,\text{D}$

$$H_{-5} = \frac{0.005}{0.9 \times 4}(0.9 \times 60.2 - 0.2) = 0.075\,\text{D}$$

$$L_1 = L + H_{-5} = -0.2 + 0.075 = -0.128\,\text{D}$$

$$l_1 = \frac{1}{-0.128} = -7.8\,\text{m}$$

$$L_2 = L - H_{-5} = -0.2 - 0.075 = -0.275\,\text{D}$$

$$l_2 = \frac{1}{-0.275} = -3.6\,\text{m}$$

注视 5m 远目标时的景深从眼前 3.6m 到 7.8m,即 4.2m 的空间范围,远景深为 2.8m,近景深为 1.4m,远景深比近景深大 1.4m。

五、焦深公式

如图 3-10 所示,根据 $\triangle N'E'Q' \backsim \triangle AQ_1'Q'$ 和 $\triangle N'E'Q' \backsim \triangle BQ_2'Q'$,有:

$$\Delta l_1' = l' - l_1' = l'\frac{\rho_0}{\rho'} \text{ 和 } \Delta l_2' = l_2' - l' = l'\frac{\rho_0}{\rho'} \tag{3-10}$$

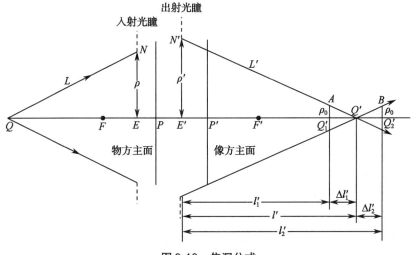

图 3-10　焦深公式

$$\Delta l' = \Delta l_1' + \Delta l_2' = 2l'\frac{\rho_0}{\rho'} \tag{3-11}$$

根据 $l' = \dfrac{n'}{L'} = \dfrac{n'k^2}{kF + L}$ 又得到:

笔记

$$\Delta l' = 2\frac{\rho_0}{k\rho}\frac{n'k^2}{kF+L} = 2\frac{\rho_0}{\rho}\frac{n'k}{kF+L}$$ (3-12)

当物点位于无限远时：

$$L = 0，则：\Delta l' = 2\frac{\rho_0}{\rho}\frac{n'}{F}$$ (3-13)

由上式可以看出，允许的弥散斑半径 ρ_0 越大，入射光瞳 ρ 越小，屈光力 F 越小，像方折射率 n' 越大，则焦深越大。

六、景深和焦深的关系

景深和焦深是两个不同的概念，前者是平面像对应的物空间深度，后者是平面物对应的像空间深度。它们的存在：一是由于孔径光阑的限制，二是由于接受器的分辨能力有限。然而两者又有关联之处，当物距减小时，景深减小，焦深增大；当物距增大时，景深增大，焦深减小。当景物的成像比例增大时，景深减小，焦深增大；当景物的成像比例减小时，景深和焦深都减小。减小光圈时，景深减小，焦深增大。当降低对影像的清晰度要求时[成像系统中的光感受器（光学照相机中底片、视网膜等）本身分辨能力降低时]，景深和焦深都增大；当提高对影像的清晰度要求时[成像系统中的光感受器（光学照相机中底片、视网膜等）本身分辨能力增加时]，景深和焦深都减小。

第三节　远 心 光 路

光学系统中有一类是用于测量物体大小的计量仪器，仪器的特点是在光学系统的某个实像平面位置放一个带刻度的透明分划板，分划板与透镜之间的距离固定不变，刻度值按光学系统的放大率划出。将被测物置于分划板平面的共轭位置时，被测物的像恰好成在分划板上，根据像的大小对应的刻度值即可读出物体的大小值。在实际测量中，由于人眼的分辨能力有限，存在一定的景深，很难调准物距，这样就会存在测量误差。如图 3-11 所示，当物体在 Q 时，分划板上得到大小为 h' 的清晰像，根据横向放大率可得到物体准确长度 h；但当物体位于 Q_1 时，其清晰像成在分划板后，而在分划板上成的是大小为 h_1' 的弥散像。由于景深的缘故两个像清晰度无法区分，然而 h_1' 却大于 h'，这样，根据放大率计算出的物体大小与实际大小就会产生偏差。像面与分划板不重合的现象叫做视差，视差越大，物体两端的主光线与光轴夹角偏差，测量误差也越大。这样看来，减小物体在不同位置两端的主光线与光轴夹角偏差就成为一个关键环节。

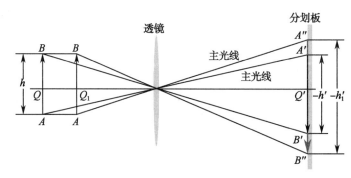

图 3-11　视差的产生

一、物方远心光路

为解决测量系统的视差问题，我们只要将出射光瞳位于像方焦平面，就可以使相同大小不同位置的物体两端的主光线与光轴的夹角保持一致,这样就减小或消除了测量系统的视差所引起的测量误差。我们将出射光瞳位于像方焦面的光学系统称为物方远心光路。对于这样的光学系统,物体位置略有变化都不会影响像平面上像的大小。如图 3-12 所示,当 AB 位于 Q 处时,其共轭点恰好位于 Q' 处,分划板上的像最清晰;当 AB 位于 Q_1 时,其在分划板上成的是弥散像(两个像清晰度无法区分),由于分划板拦截的主光线位置相同,且在景深范围,故测量到的物体大小相等。

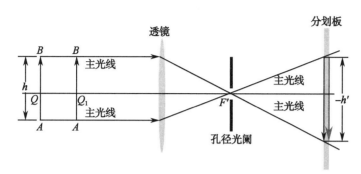

图 3-12　物方远心光路

二、像方远心光路

还有一类测量仪器,如大地测量仪,其物体(标尺)不动,分划板相对透镜移动,测量物高,求出放大率,进而求出物距。这样的仪器同样存在视差,为减小或消除视差,需将入射光瞳或孔径光阑置于物方焦平面,使像方主光线平行于光轴。我们将入射光瞳位于物方焦面的光学系统为像方远心光路。图 3-13 所示,如果物体 AB 的像 A'B' 不与分划板表面重合,则在刻尺表面上得到的是 A'B' 的投影像,其光斑中心距离 $A'B'=-h'$。因此,不管分划板表面是否和 A'B' 相重合,它和标尺所对应的长度总是 $-h'$,所以没有测量误差。

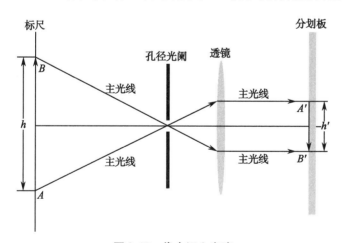

图 3-13　像方远心光路

(陈梓平　姚　进)

二维码 3-3
扫一扫,测一测

第 四 章

像差理论与像质评价

本章学习要点

- 掌握：像差产生的原因；7种几何像差的定义与性质。
- 熟悉：波像差的定义与表述；光学系统像质评价方法及其优缺点。
- 了解：光线的光路计算；非球面的定义。

关键词 几何像差 波像差 像质评价

对于光学系统的成像，主要有两方面的要求：一是它的光学特性，包括焦距、放大倍率、相对孔径以及视场大小等，这些内容已在前面章节中作了详细介绍；二是成像质量，要求光学系统成像清晰，物像相似。实际光学系统与理想光学系统有很大的差异，即物空间一个物点发出的光线经实际光学系统后，不再会聚于像空间的一点，而是形成一个弥散斑，弥散斑的大小与系统的像差（aberration）有关。光学系统的成像质量，就是根据物空间的一点发出的能量在像空间的分布状态来决定。光学系统成像质量评价是一个比较复杂的问题，它既涉及几何光学，又需要波动光学的理论，因为应用场合和使用要求不同所需要的评价方法也不同。

本章首先介绍光学系统中典型光线的光路追迹方法，然后介绍像面上的几何像差和出射光瞳位置上的波像差（wavefront aberration）概念以及非球面（aspherical surface）的初步概念，最后对评价光学系统成像质量的斯特列尔判断、瑞利判断、分辨率、点列图、光学传递函数等方法逐一进行讲解。

第一节 像 差 概 述

前面已经讨论了理想光学系统——对应实际光学系统近轴区的成像性质。在理想光学系统中，利用高斯公式、牛顿公式或近轴光路计算公式，导出当 $\sin\theta \approx \theta, \cos\theta \approx 1$ 时的理想像面位置和大小。一个物点的理想像仍然是一个点，从物点发出的所有光线通过理想光学系统后都会聚于理想像点。

近轴光学系统只适用于近轴的小物体以细光束成像。任何一个实际光学系统，都需要一定的相对孔径和视场，远远超出近轴区域的范围。非近轴区的物面上任一点发出的光束通过实际光学系统后不能会聚于一点，而是形成一个弥散斑，使像变得模糊，产生相对于原物的变化，这些成像缺陷就称为像差。除了平面反射镜外，实际光学系统都不能成完善像。利用实际光线的光路计算公式可以求得实际像的位置和大小。实际像相对于理想像的偏离，可以作为像差的度量。

在折射定律中，折射角与入射角均以正弦函数的形式出现，已知正弦函数的级数展开为：

$$\sin\theta = \theta - \frac{\theta^3}{3!} + \frac{\theta^5}{5!} - \frac{\theta^7}{7!} + \cdots \tag{4-1}$$

近轴光学就是截取展开式中第一项 θ，以之代替正弦函数 $\sin\theta$ 用于折射定律后形成的一种理想成像情况，而展开式中被忽略的高次项，正是实际光学系统产生像差的原因所在。

实际光学系统都具有一定的工作孔径和视场，不同孔径带的入射光线形成的像面位置不同，不同视场的入射光线获得的成像倍率也将不同。在子午面（tangential plane）和弧矢面（sagittal plane）内（图 4-14），光束成像的性质也存在差异。总体上，光学系统以单色光成像时产生的像差称为单色像差，按性质不同可分为五种，即球差（spherical aberration）、彗差（coma）、像散（astigmatism）、场曲（field curvature）和畸变（distortion），其中有随孔径增大而产生的像差，例如轴上点像差，如球差；也有随孔径和视场同时增大而产生的像差，如彗差；还有仅随视场增大而产生的像差，如像散、场曲和畸变，又称轴外点像差。

绝大多数光学系统都是对白光或复色光成像。同一光学系统对不同波长的色光具有不同的折射率，导致成像的位置和大小均随波长而异，它们与理想像的偏离称为色差，分位置色差（longitudinal chromatic aberration，LCA）和倍率色差（transverse chromatic aberration，TCA）两种。

上述单色像差和色差都是基于几何光学分析的，所以又称为几何像差，它们直接反映像面上的成像缺陷。

几何光学中的光线相当于光波面的法线，因此，物点发出的同心光束与球面波对应。基于波动光学理论，在近轴区内一个物点发出的球面波经过理想光学系统后，出射波面仍然是一球面波，其球心就是理想像点，只是因为孔径衍射作用，理想像点成为一个复杂的艾里斑（Airy pattern）。在实际光学系统中，剩余像差使出射的实际波面发生变形，偏离了理想的球面，实际波面与理想球面的偏差称为波像差。波像差可直接用于光学系统的成像质量评价，而且与几何像差之间有着内在联系，可用于解决像差的最佳校正和像差容限问题，因此，了解波像差的概念是非常有必要的。

光学系统的各种像差都和光学系统的结构、物体的位置以及视场大小有关。对特定位置和大小的物体成像时，像差只是光学系统结构参数（曲率半径、厚度、折射率）的函数。因此，可以通过光学设计，确定出最佳的光学系统结构参数，使各种像差都处在一个容许的限度内，光能探测器或人眼不能察觉，即可认为像质是令人满意的。实践表明，完全消除像差是不可能的，也是没有必要的。

第二节　光线的光路计算

从物点发出的经过入射光瞳并通过光学系统参与成像的光线有无数条，不可能对每条光线进行光路追迹（ray tracing），一般只对计算像差有特征意义的光线作光路计算。研究不同视场的物点成像时，需要对不同孔径和不同色光分别进行光路计算以求得像差值。

对计算像差有特征意义的光线光路计算主要有以下三类：

1. 子午面内的光线光路计算　包括近轴光线光路计算和远轴光线光路计算。近轴光线光路计算可以求取光学系统的焦距、基点位置、理想像的位置和大小、光学系统的外形尺寸等。远轴光线光路计算可以求取子午面内实际像的位置和大小以及有关像差值。

2. 轴外点沿主光线的细光束光路计算　可以求取细光束成像时的像散和场曲。

3. 子午面外的空间光线的光路计算　可以求取空间光线的子午像差分量和弧矢像差分量，对光学系统的成像质量进行全面分析。

成像分为轴上点和轴外点两种情况，它们的光路计算公式是相同的，只是采用的初始计算参数不同。例如子午面内的光路计算，轴上点的初始计算参数是物点位置和孔径角，而轴外点的初始计算参数是入射光瞳位置和视场角。光线光路计算是对整个系统逐面进行的，可以给出每个折射面上的光路追迹结果。

一、近轴光线的光路计算

（一）轴上点近轴光线的光路计算

轴上点发出的近轴光线通过单个折射面时可按公式（4-2）进行计算，即：

$$\begin{cases} i = \dfrac{l-r}{r}u \\[2mm] i' = \dfrac{n}{n'}i \\[2mm] u' = u + i - i' \\[2mm] l' = r + r\dfrac{i'}{u'} \end{cases} \tag{4-2}$$

给定初始物距 l 和物方孔径角 u，求出像距 l' 和像方孔径角 u'。在近轴情况下，当孔径角 u 增大或缩小某一倍数时，角 i、i' 和 u' 均增大或缩小同一倍数，不影响 l' 值，因此，u 可以任意取值。一般计算近轴光时，u 常对入射光瞳的边缘光线取值，称为第一近轴光线，如图 4-1 所示。

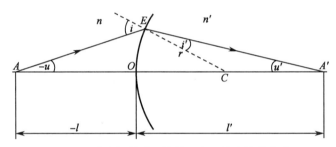

图 4-1　单个折射球面的轴上点近轴光线的光路

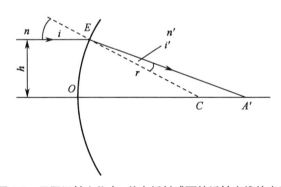

图 4-2　无限远轴上物点，单个折射球面的近轴光线的光路

当物体在无限远时，光线平行于光轴入射，即 $l = -\infty$，$u = 0$，此时用光线的入射高度 h 作为初始计算数据，如图 4-2 所示，入射角 i 可直接取正切值，即：

$$i = h/r$$

其中，h 可任意取值。对于第一近轴光线，一般取 h 为入射光瞳的半径。

对于由 k 个折射面组成的光学系统，前后折射面之间的过渡公式为：

$$\begin{aligned} n_{i+1} &= n_i' \\ u_{i+1} &= u_i' \\ l_{i+1} &= l_i' - d_i \end{aligned} \tag{4-3}$$

笔记

采用以下校对公式来检验每个折射面上近轴光线的光路计算结果:

$$h = lu = l'u' \tag{4-4}$$

这样就可以计算出理想像点位置。若要计算系统的焦点位置,可令 $l_1 = -\infty$, $u_1 = 0$,由近轴光路计算出第 k 个折射面的 l'_k 即为系统的焦点位置,系统焦距为:

$$f' = h_1 / u'_k$$

(二)轴外点近轴光线的光路计算、理想像高计算

物体边缘的轴外点发出的,经过入射光瞳中心的主光线(principal ray)(又称第二近轴光线)光路计算,采用与第一近轴光线相同的计算公式和校对公式。设入射光瞳到光学系统第一个折射面的距离 l_z(称为入瞳距)为已知量,角 u_z 可由图 4-3 中的几何关系求得:

$$u_z = \frac{y}{l_z - l}$$

其中, y 为物高, l 为物距。当 $l = -\infty$ 时, $u_z = \omega$,即光学系统的物方视场角。

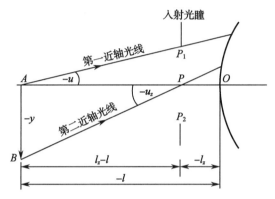

图 4-3　第一近轴光线与第二近轴光线

以 l_z 和 u_z 作为初始计算数据,用公式(4-2)计算第二近轴光线,求出出射光瞳到光学系统最后一个折射面的距离 l'_z 和第二近轴光线的出射角 u'_z,再按下式求出理想像高:

$$y' = (l'_z - l')u'_z \tag{4-5}$$

其中, l' 是由第一近轴光线计算求得的高斯像面(理想像面)的位置。

一般要对五个视场(0.3、0.5、0.707、0.85、1)的轴外点分别进行第二近轴光线光路计算,以求出不同视场的主光线与理想像面的交点高度。

二、轴上点远轴光线的光路计算

轴上点发出的远轴光线(实际光线)的光路计算公式为:

$$\begin{cases} \sin I = \dfrac{L - r}{r} \sin U \\[2mm] \sin I' = \dfrac{n}{n'} \sin I \\[2mm] U' = U + I - I' \\[2mm] L' = r + r \dfrac{\sin I'}{\sin U'} \end{cases} \tag{4-6}$$

所需的初始计算数据是 L 和 $\sin U$,光路如图 4-4 所示。

当物体在无限远时,光线平行于光轴入射,即 $L = -\infty$, $U = 0$,用光线的入射高度 h 作为初始计算数据,即:

$$\sin I = \frac{h}{r}$$

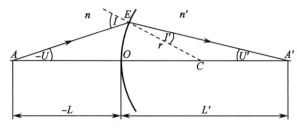

图 4-4   单个折射球面的轴上点远轴光线的光路

相应的过渡公式为：

$$n_{i+1} = n'_i$$
$$U_{i+1} = U'_i$$
$$L_{i+1} = L'_i - d_i$$

（4-7）

在手工计算时需要进行校对，以保证光路计算的准确性。实际光线的校对公式（可参考有关教科书）为：

$$L' = \frac{L\sin U}{\cos\frac{1}{2}(I - U)} \cdot \frac{\cos\frac{1}{2}(I' - U')}{\sin U'}$$

（4-8）

当物体在无限远时，第一个折射面的校对公式变化为：

$$L'_1 = \frac{h_1}{\cos\frac{1}{2}(I_1 - U_1)} \cdot \frac{\cos\frac{1}{2}(I'_1 - U'_1)}{\sin U'_1}$$

后续折射面的校对公式仍然采用公式（4-8）。

对于由 k 个折射面组成的光学系统，最终计算结果为 L'_k、U'_k，由此可求出实际像面位置和像点弥散情况。

虽然应用了校对公式，但有两种情况必须引起注意：当光线由空气入射玻璃时，如果光线入射高度超过了折射面的曲率半径，就会出现 $\sin I > 1$ 的情况；当光线由玻璃入射空气时，如果出现全反射也会造成 $\sin I' > 1$ 的情况，它们都表明光线实际上不能通过光学系统。

三、轴外点子午面内远轴光线的光路计算

轴上点发出的光束对称于光轴，因此，只需计算上半部分或者下半部分光线即可。轴外点发出的光束常被称为"斜光束"，在子午面内，斜光束的中心线即主光线不再是对称轴，对其上半部分光线和下半部分光线都需要计算。为使问题简化，这里只考虑 3 条光线，即上光线、主光线和下光线。

计算分为物体在无限远和有限远两种情况。对于望远镜和照相物镜这一类光学系统，物体在无限远，如图 4-5 所示，轴上点和轴外点均以平行光进入光学系统的入射光瞳，设入射光瞳孔径 h、入瞳距 L_z 以及物方视场角 U_z 为已知，则 3 条光线的初始计算数据可按以下公式确定：

$$\begin{cases} 上光线 & U_a = U_z, & L_a = L_z + h/\tan U_z \\ 主光线 & U_z, & L_z \\ 下光线 & U_b = U_z, & L_b = L_z - h/\tan U_z \end{cases}$$

对于显微物镜这一类光学系统，物体在有限远距离处，如图 4-6 所示，设物距 L、轴上点物方孔径角 U、物高 y、入瞳距 L_z 以及视场角 U_z 已知，则轴外点发出的主光线和上、下光线的初始计算数据可按以下公式确定：

笔记

$$\begin{cases} \text{上光线} \quad \tan U_a = (y-h)/(L_z - L), \quad L_a = L_z + h/\tan U_a \\ \text{主光线} \quad \tan U_z = y/(L_z - L), \quad L_z \\ \text{下光线} \quad \tan U_b = (y+h)/(L_z - L), \quad L_b = L_z - h/\tan U_b \end{cases}$$

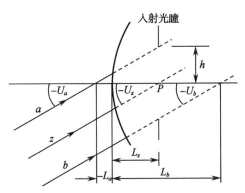

图 4-5　无限远轴外点子午面内的远轴光线

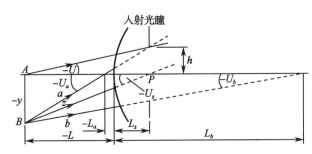

图 4-6　有限远轴外点子午面内的远轴光线

其中,入射光瞳的孔径 h 为:

$$h = -(L_z - L)\tan U$$

在确定初始计算数据之后,轴外点子午面内远轴光线的光路计算仍然采用实际光线光路计算公式(4-6)及过渡公式(4-7)逐面进行,分别求出主光线和上、下光线的 L' 和 U',然后得到各条光线与高斯像面交点的高度 Y'_a、Y'_z 和 Y'_b,可按图 4-7 中的几何关系写出其表达式为:

$$\left. \begin{array}{l} Y'_a = (L'_a - l')\tan U'_a \\ Y'_z = (L'_z - l')\tan U'_z \\ Y'_b = (L'_b - l')\tan U'_b \end{array} \right\} \tag{4-9}$$

其中,Y'_z 为主光线像高,l' 是之前由第一近轴光线光路计算求得的高斯像面的位置。

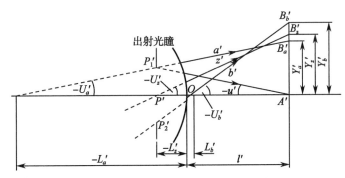

图 4-7　轴外点子午面内远轴光线与高斯像面的交点高度

反射球面作为折射球面的一个特例,在计算时,只要令 $n' = -n$,以及将反射球面以后光路中的间隔 d 取为负值,就可以直接应用折射球面的光路计算公式进行计算。

四、轴外点沿主光线细光束的光路计算

轴外点细光束的光路计算是沿主光线进行的,分为子午面内的子午细光束和弧矢面内的弧矢细光束两种成像情况。若子午细光束和弧矢细光束的像点不在主光线上的同一点,则光学系统存在像散,如图 4-8 所示。子午像点和弧矢像点的计算公式分别为:

$$\frac{n'\cos^2 I'_z}{t'} - \frac{n\cos^2 I_z}{t} = \frac{n'\cos I'_z - n\cos I_z}{r}$$

$$\frac{n'}{s'} - \frac{n}{s} = \frac{n'\cos I'_z - n\cos I_z}{r} \tag{4-10}$$

其中,I_z、I'_z 为主光线在折射球面上的入射角和折射角,可以通过实际光线光路计算求得;t、t' 为沿主光线计算的子午物距和像距;s、s' 为沿主光线计算的弧矢物距和像距,公式(4-10)又称为杨氏公式。当 $I_z = I'_z \approx 0$ 时,主光线沿入射点的法线方向,此时,杨氏公式转变为:

$$\frac{n'}{t'} - \frac{n}{t} = \frac{n'-n}{r}$$

$$\frac{n'}{s'} - \frac{n}{s} = \frac{n'-n}{r}$$

当 $t = s$ 时,两式完全相同,相当于近轴光成像公式,说明主光线和折射面法线重合时,不产生像散。

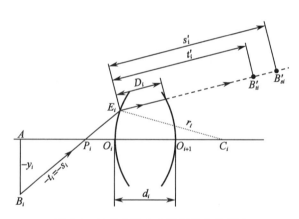

图 4-8 轴外点沿主光线细光束的光路

由于子午像点 B'_t 和弧矢像点 B'_s 均在主光线上,所以从当前折射面向下一个折射面过渡时,必须沿着主光线进行计算,过渡公式为:

$$\begin{cases} t_{i+1} = t'_i - D_i \\ s_{i+1} = s'_i - D_i \end{cases} \tag{4-11}$$

其中,D_i 表示相邻两个折射面间沿主光线方向的间隔。

自物空间轴外一点向光学系统入射光瞳投射的光束中,绝大部分光线不在子午面内,这些光线称为空间光线。空间光线的光路计算比较复杂,只是在视场和孔径均很大的系统才有必要计算它。计算机为空间光线的光路计算提供了有利条件,这里不再叙述。

二维码 4-2
PPT 第四
章第三节

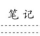

笔记

第三节 球　差

由公式(4-2)可知,对于轴上物点,近轴光线的光路计算结果 l' 和 u' 与物方孔径角 u_1 或

光线的入射高度 h 无关。但在实际光线的光路计算公式(4-6)中，当物距 L 固定时，像距 L' 是物方孔径角 U 或入射高度 h 的函数，即轴上点发出的实际光线，若孔径角 U 不同，通过光学系统后光线与光轴的交点也将不同，相对于理想像点的位置就会出现不同程度的偏离，这就是球面像差，简称球差(spherical aberration)，如图4-9所示，其值由轴上点发出的某一孔径带的远轴光线的像距 L' 与近轴光线的理想像距 l' 之差来表示，即：

$$\delta L' = L' - l' \tag{4-12}$$

球差是沿光轴方向度量的，也称为轴向球差。

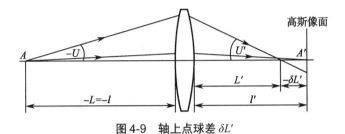

图4-9　轴上点球差 $\delta L'$

球差是轴上点唯一的单色像差，也是轴上点以宽光束成像时产生的像差。由于共轴球面系统的对称性，含轴的各个截面内成像光束结构均相同，因此，在同一截面内，入射高度为 h 和 $-h$(或 U 和 $-U$)的光线相对于光轴是对称的，只需计算截面内上半部分或下半部分光线，就可得到全孔径的球差分布。下面以对称型的双凸正透镜(表4-1)为例，说明球差的计算及性质。

表4-1　正透镜的结构参数

曲率半径(mm)	厚度(mm)	n_d
25.203		
-25.203	4.0	1.5163

正透镜的物距为 $l = -60\text{mm}$，孔径角正弦值为 $\sin U_m = -0.125$，U_m 表示光束的最大孔径角(如果是平行光束，则用最大入射高度 h_m)。在列表或作图中，常用相对值 $\sin U / \sin U_m$(或 h / h_m)表示光束中不同孔径角(或入射高度)的光线。表4-2列出了一条近轴光线和五条不同孔径带的远轴实际光线的计算结果，以说明球差 $\delta L'$ 与孔径角之间的关系。根据表4-2的数据可以绘出图4-10，可见各个孔径带的光线在像空间都没有会聚到理想像点，不同位置的接收面上得到的是不同大小的弥散斑。

表4-2　正透镜的近轴光线与远轴光线的光路计算($l = -60\text{mm}$)

$\sin U / \sin U_m$	L', l' (mm)	$\delta L'$ (mm)
0.00	40.8379	0
0.30	40.0148	-0.8231
0.50	38.5379	-2.3000
0.707	36.1469	-4.6910
0.85	34.0299	-6.8080
1.00	31.2259	-9.6120

球差属于轴上点像差，与视场大小无关，它是入射高度 h 或孔径角 U 的函数，可以由 h 或 U 的幂级数表示。由于球差具有轴对称性，当 h 或 U 变号时，球差 $\delta L'$ 不变，所以，在级数展开中不存在 h 或 U 的奇次项；当 h 或 U 为零时，球差 $\delta L' = 0$，故展开式中没有常数项，因此，球差可以表示为：

笔记

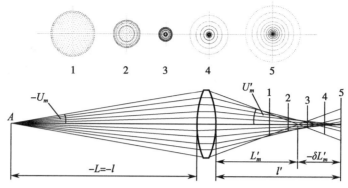

图 4-10 正透镜全孔径光路与球差表现

$$\delta L' = A_1 h^2 + A_2 h^4 + A_3 h^6 + \cdots$$

或者
$$\delta L' = a_1 U^2 + a_2 U^4 + a_3 U^6 + \cdots \tag{4-13}$$

其中,第一项为初级球差,第二项为二级球差。二级以上球差称为高级球差。A_1、A_2 分别为初级球差系数和二级球差系数,大部分光学系统的二级以上球差都很小,可以忽略,故球差可以简单表示为:

$$\delta L' = A_1 h^2 + A_2 h^4$$
$$\delta L' = a_1 U^2 + a_2 U^4 \tag{4-14}$$

初级球差与孔径的平方成正比,二级球差与孔径的 4 次方成正比。当孔径较小时,主要存在初级球差;孔径较大时,高级球差增大,不可忽略。

表 4-2 显示,孔径角越大,正透镜的球差也越大,且单个正透镜产生负球差,说明单透镜自身不能校正球差。同样计算可以证明,单个负透镜产生正球差。在实际中,常把正、负透镜组合起来使用,如双胶合或双分离物镜,使球差得到平衡。

由公式(4-14)可知,球差是孔径的偶次方函数,球差校正只能使某一个孔径(带)的球差为零。在设计光学系统时,通常使初级球差与高级球差在边缘孔径带 h_m 处相补偿,将边缘孔径带的球差校正到零,即:

$$\delta L'_m = A_1 h_m{}^2 + A_2 h_m{}^4 = 0$$

则有 $A_1 = -A_2 h_m{}^2$,代入公式(4-14),可得:

$$\delta L' = -A_2 h_m^2 h^2 + A_2 h^4$$

对 h 求导,并使之为零,即:

$$\frac{\mathrm{d}\delta L'}{\mathrm{d}h} = -2A_2 h_m^2 h + 4A_2 h^3 = 0$$

可得在边缘孔径带校正球差后,最大剩余球差所在的孔径带为:

$$h = \pm 0.707 h_m$$

将此值代入 $\delta L'$ 的级数展开式,可以得到最大剩余球差为:

$$\delta L'_{0.707} = -A_2 h_m{}^4 \big/ 4$$

上式表明,对于仅含初级和二级球差的光学系统,当边缘孔径带的球差为零时,在 0.707 孔径带有最大的剩余球差,其值是边缘孔径带高级球差的 $-1/4$,如图 4-11(a)所示。若以 $(h/h_m)^2$ 为纵坐标,画出球差曲线和初级球差曲线,如图 4-11(b)所示,初级球差为一条直线,且与球差曲线相切于原点。

对于给定焦距的单个薄透镜,当它对无限远轴上物点进行成像时,为尽可能减小球差,透镜的外形必须经过严格的优化设计,找到最佳的折射面曲率半径,这一设计过程也叫透镜弯曲(lens bending)。图 4-12 给出了屈光力同为 10D 的薄透镜的各种不同外形,每种外形都有对应的形状因子 σ，即：

$$\sigma = \frac{r_2 + r_1}{r_2 - r_1} \tag{4-15}$$

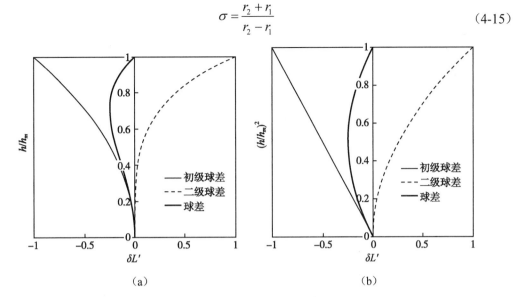

图 4-11　光学系统在边缘孔径带校正球差后的剩余球差随孔径分布

（a）以 h/h_m 为纵坐标；（b）以 $(h/h_m)^2$ 为纵坐标

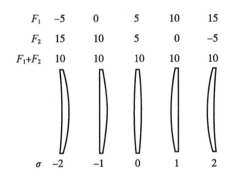

图 4-12　屈光力为 10D 的透镜外形与形状因子

其中，r_1 和 r_2 分别是薄透镜的前、后折射面曲率半径，可以进一步转换成前、后折射面的屈光力 F_1 和 F_2 表示：

$$\sigma = \frac{\dfrac{1}{r_1} + \dfrac{1}{r_2}}{\dfrac{1}{r_1} - \dfrac{1}{r_2}} = \frac{\dfrac{n-1}{r_1} - \dfrac{1-n}{r_2}}{\dfrac{n-1}{r_1} + \dfrac{1-n}{r_2}} = \frac{F_1 - F_2}{F_1 + F_2} \tag{4-16}$$

理论计算表明，当形状因子 $\sigma = 0.7426$，即前、后折射面曲率半径满足 $r_2 = -6.77r_1$ 时，薄透镜对无限远轴上物点成像时，产生的球差最小。

当轴上物点位于某些特殊位置时，单折射球面对该物点成像不产生球差，能够得到理想点像。与此相关的第一类情况是物点位于折射球面的顶点，这时像点与物点重合，各个方向上的入射光线和折射光线都通过该点，不会形成球差。

第二类情况是物点位于折射球面的球心，如图 4-13（a）所示，所有的入射光线都沿着折射球面的法线方向，入射角和折射角均为零，折射光线保持原来入射光线的方向不变，形成的点像与物点重合，没有出现球差。

第三类情况最为复杂，需要满足折射面上的入射角等于像方孔径角（即 $i = u'$）的要求，如图 4-13（b）所示，因为有：

$$i + u = i' + u'$$

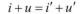

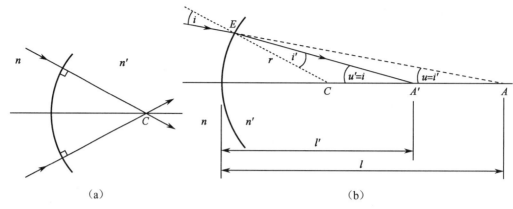

图4-13　单折射球面对轴上物点无球差成像

(a)第二类齐明点；(b)第三类齐明点

可得 $i'=u$，因此，$\triangle ACE$ 和 $\triangle A'CE$ 是相似三角形，有：

$$\frac{AC}{CE}=\frac{CE}{CA'}$$

因为

$$\frac{AC}{CE}=\frac{\sin i}{\sin u}=\frac{\sin i}{\sin i'}=\frac{n'}{n}$$

$$\frac{CE}{CA'}=\frac{r}{l'-r}$$

所以

$$\frac{n'}{n}=\frac{r}{l'-r}$$

$$l'=\frac{n+n'}{n'}r=\text{常数} \tag{4-17}$$

意味着物点发出的任意孔径带内的光线都将汇聚到像空间的同一个轴上像点，不会形成球差。此时，物距必须满足：

$$l=r+AC=r+CE\frac{n'}{n}=r+r\frac{n'}{n}=\frac{n+n'}{n}r \tag{4-18}$$

以上三类不产生球差的物像共轭点称为齐明点（aplanatic point），相应的折射球面称为齐明面。由两个齐明面构成的折射透镜称为齐明透镜。齐明透镜常用于高倍率的显微镜物镜，在对轴上物点成像不产生球差的同时，它可以增大显微镜物镜的数值孔径，进而提高显微镜系统的分辨率。

第四节　彗　差

轴上点成像时，即使存在球差，出射光束仍对称于光轴。但是轴外点成像时，如图4-14所示，物点 B 发出的光束不存在对称轴线，只存在一个对称面，它是由轴外物点 B 和光轴组成的工作面，称为轴外点的子午面（tangential plane）。从物点 B 发出的到达入射光瞳中心的光线 BP 称为主光线（principal ray）。经过主光线并且与子午面垂直的工作面，称为弧矢面（sagittal plane）。轴外物点发出的斜光束在子午面和弧矢面内的分布是不一样的，所以，轴外点成像时产生的像差都将分子午面和弧矢面这两个截面加以讨论。

已经知道，轴上物点以宽光束经单折射球面或单透镜成像时，会产生球差。若是轴外物点以宽光束经过该系统成像，则会产生另一种像差——彗差（coma）。它表示轴外物点发

二维码4-3
PPT　第四章第四、五、六节

笔记

出的宽光束经过折射后,在像空间的光束形态失去对称性的情况。下面以单折射球面为例说明彗差的成因。

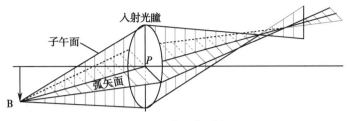

图 4-14　子午面与弧矢面

在图 4-15 中,C 是折射球面的球心,轴外点 B 看做是辅轴 BC 的轴上点,B 点发出的子午光束包含了通过入瞳中心和上、下边缘的三条子午光线,它们分别被称为主光线、上光线和下光线,用字母 z、a、b 表示。从辅轴的角度看,这三条光线相当于辅轴的轴上点 B 发出的不同孔径角的光线,由于球差作用,经过折射后分别交辅轴于不同位置。于是,上、下光线在像空间不再关于主光线对称。上、下光线的交点 B_T' 到主光线沿垂直于光轴方向上的距离代表了折射光束在子午面内的不对称程度,称为子午彗差,以 K_T' 表示,其符号规则是以主光线为基准,向上为正,向下为负。

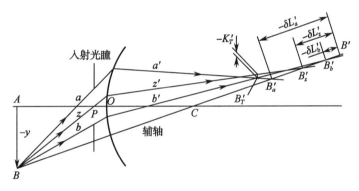

图 4-15　单折射球面的子午彗差 K_T'

实际上,子午彗差是通过计算上、下光线在高斯像面(即理想像面)上的交点高度的平均值,以及主光线在高斯像面上的交点高度,两者相减来近似求得,如图 4-16 所示,即:

$$K_T' = (Y_a' + Y_b')/2 - Y_z' \tag{4-19}$$

其中,主光线、上光线和下光线与高斯像面的交点高度是通过轴外点实际光线光路计算公式(4-9)求得。

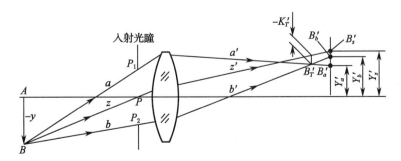

图 4-16　单透镜的子午彗差 K_T'

对于弧矢面内的光束,如图 4-17 所示,弧矢光束中的前光线 c 和后光线 d 经折射后,在像空间相交于点 B_S'。这两条光线对称于子午面,故点 B_S' 应在子午面内。点 B_S' 沿垂直于光轴方向到主光线的距离称为弧矢彗差,以K'_S表示。光线c'和d'在理想像面上的交点高度是相同的,以Y'_S表示,于是,弧矢彗差的近似计算为:

$$K'_S = Y'_S - Y'_Z \qquad (4\text{-}20)$$

其中,Y'_S可通过空间光线的光路计算求得,计算较为复杂。弧矢彗差总比子午彗差小。

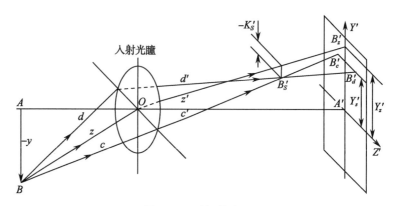

图 4-17   弧矢彗差 K'_S

彗差使折射后的光束失去了对称性,因此,轴外像点形成的弥散斑不再对称于主光线。从光能量传输的角度看,主光线与像平面交点附近的光能量最集中,靠近主光线的细光束交于主光线形成一亮点,即图 4-17 中的B'_z点最亮。远离主光线的不同孔径带的光束形成的像点形态是远离B'_z的不同圆环,由于能量扩散,亮度就相对减弱,最终像面上形成一个以B'_z为顶点的锥形弥散斑,形似彗星状,如图 4-18 所示,故称此像差为彗差。

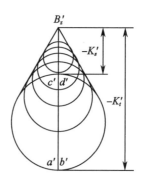

图 4-18   彗星状的轴外像点光斑

彗差属于轴外像差,它随视场大小而变化,同时又是宽光束像差,即对于同一视场,它随孔径带的不同而变化,所以,彗差是一种与视场和孔径大小都有关的垂轴像差。

当孔径U(或h)改变符号时,彗差的符号不变,故彗差展开式中只有U(或h)的偶次项;当视场y(或ω)改变符号时,彗差反号,故展开式中只有y(或ω)的奇次项;当孔径和视场均为零时,彗差也为零,故展开式中没有常数项。以弧矢彗差为例,可得级数展开式为:

$$K'_S = A_1 y h^2 + A_2 y h^4 + A_3 y^3 h^2 + \cdots \qquad (4\text{-}21)$$

其中,第一项为初级彗差,第二项为孔径二级彗差,第三项为视场二级彗差。对于大孔径小视场的光学系统,彗差可以由展开式第一、二项来表示。

彗差使轴外像点出现彗星状的弥散斑,严重破坏了轴外视场成像的清晰度。哪怕是离光轴很近的轴外物点,彗差也总是存在。因此,实际应用的光学系统都需要对彗差进行校正。

有些特定的光学系统,不仅不产生彗差,轴外点的其他垂轴像差也不产生,例如对称式的光学系统,当物像垂轴放大倍率为$\beta = -1$时,对称于孔径光阑的前半部分和后半部分光学系统所产生的垂轴像差大小相等,符号相反,相互抵偿,因此,包括彗差在内的所有垂轴像差自动得到校正。

第五节　像散和场曲

一、像散

从前面的讨论已经知道,彗差是一种表征轴外物点成像宽光束失对称性的像差。此时,若把孔径光阑缩到无限小,只允许沿主光线的无限细光束通过,如图 4-19 所示,彗差就会消失,但依然存在一种描述细光束失对称性的像差——像散(astigmatism)。

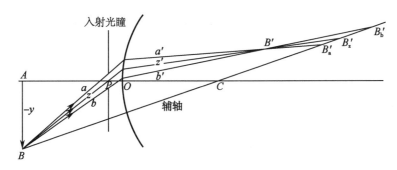

图 4-19　轴外点沿主光线以无限细光束进行成像

轴外物点 B 发出的光束通过一个很小的入射光瞳进入光学系统成像时,将接收屏在像空间沿光轴移动,会发现接收屏在不同的位置,成像细光束的截面形状会有很大的变化。如图 4-20 所示,在位置 1 时,光束截面为一个长轴垂直于子午面的椭圆;移到位置 2 时形成一条垂直于子午面的短线;位置 3 又形成一个长轴垂直于子午面的椭圆;位置 4 是一个圆斑;位置 5 是一个长轴在子午面内的椭圆;位置 6 是一条在子午面内的短线;位置 7 又扩散成一个长轴在子午面内的椭圆。

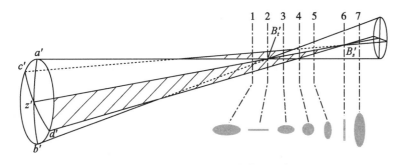

图 4-20　存在像散时的成像细光束

轴外物点 B 发出的细斜光束在子午面内可以认为是对称于主光线,因此,子午细光束经过光学系统后必定会聚于主光线上一点 B_t',称之为子午像点。由于弧矢细光束对称于子午面,所以,它经过光学系统后的交点 B_s' 也必定在主光线上,称之为弧矢像点。这两个像点之间沿主光线方向的距离 $B_t'B_s'$ 就是光学系统当前视场下的像散。常以 $B_t'B_s'$ 在光轴上的投影来度量光学系统的像散,以 x_{ts}' 表示,如图 4-21 所示。

实际计算中,利用光路计算公式(4-10)求得 B_t' 和 B_s' 沿主光线方向的位置 t' 和 s',然后换算到轴向距离 l_t' 和 l_s',便可求得像散值:

$$x_{ts}' = l_t' - l_s' \tag{4-22}$$

笔记

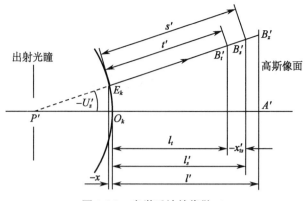

图 4-21 光学系统的像散 x'_{ts}

当光学系统的子午像点 B'_t 比弧矢像点 B'_s 更靠近最后一个折射面时,即 $l'_t < l'_s$,像散 x'_{ts} 为负,反之为正。

轴外点发出的成像细光束经过光学系统后,出射的光束波面已是非球面,它在子午面和弧矢面中的截面曲率不同,而且刚好是一个最小,另一个最大,因此,在子午像点 B'_t 处得到一条垂直于子午面的短线,称子午焦线;同时在弧矢像点 B'_s 处,得到一条垂直于弧矢面的短线,称弧矢焦线,两条焦线互相垂直。

若光学系统对直线成像,在像散作用下,像质将与直线的方向密切相关。图 4-22 是物面上轴外区域中的一个很小的"十"字图案,可以看到,在子午像面的 B'_t 位置由于子午面内的光线刚好会聚,所以"十"字的水平线成像清晰,而弧矢面内的光线还未会聚,所以"十"字的铅锤线将沿各个视场的弧矢方向拉伸,成像模糊。在弧矢像面的 B'_s 位置情况刚好相反,子午面内的光线还未会聚,所以"十"字的水平线将沿各个视场的子午方向拉伸,成像模糊,而弧矢面内的光线刚好会聚,所以"十"字的铅锤线成像清晰。如果物面上的图案是既非垂直、又非平行于子午面的倾斜直线,显然,它的子午像和弧矢像都将不清晰。

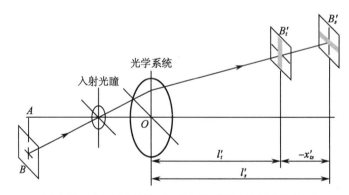

图 4-22 物面上远轴区"十"字形图案的像散成像特征

像散会随视场(物高 y 或视场角 ω)而变化,与孔径光阑的大小无关。当视场为零时,即轴上点成像,不存在像散,而当 y 变号时,像散不变号,故在像散的级数展开式中只能有 y 的偶次项,即:

$$x'_{ts} = A_1 y^2 + A_2 y^4 + A_3 y^6 + \cdots \qquad (4-23)$$

此式与球差级数展开式类似,只是以 y 取代球差展开式中的 h 或 U,展开式中第一项为初级像散,第二项为二级像散,其余类推。根据与球差级数展开式相似的分析过程可知,当对边缘视场 y_m(或 ω_m)校正像散时,在 $0.707y_m$ 处将有最大剩余像散。

光学系统如果存在像散,一个物面将同时形成子午像面和弧矢像面,每个像面上不同方向的线条清晰度都不同。像散严重时,轴外视场将得不到清晰像。

笔记

二、场曲

在有像散的光学系统中，轴外点以细光束成像时，将形成子午像点和弧矢像点。因为不同视场具有不同的像散像差，即子午像点和弧矢像点的位置随视场而异，从而分别形成子午像面和弧矢像面。因轴上点无像散，所以，这两个像面必定同时相切于高斯像面与光轴的交点，如图 4-23 所示。

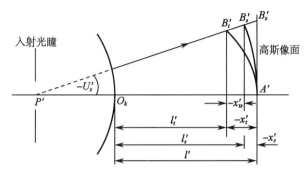

图 4-23　光学系统的子午场曲 x_t' 与弧矢场曲 x_s'

子午像面与弧矢像面均为对称于光轴的回转曲面。这两个弯曲像面偏离高斯像面的距离称为像面弯曲，简称场曲（field curvature）。场曲以某一视场的子午像点和弧矢像点相对于高斯像面的轴向偏离 x_t' 和 x_s' 来度量，x_t' 称为子午场曲，x_s' 称为弧矢场曲。从图 4-23 可得细光束的子午场曲和弧矢场曲的计算公式为：

$$\begin{cases} x_t' = l_t' - l' \\ x_s' = l_s' - l' \end{cases} \tag{4-24}$$

计算各个视场的轴外点沿主光线细光束的光路以及理想像面的位置，可以得到各视场对应的场曲。子午场曲与弧矢场曲之差，即为同一视场下的像散：

$$x_{ts}' = x_t' - x_s' = l_t' - l_s'$$

球面光学系统存在场曲主要是由球面成像的固有特性所决定的。即使系统没有像散，即子午像面和弧矢像面重合，像面仍然存在弯曲。现以单个折射球面为例来说明，在图 4-24 中，AB 为垂直于光轴的物面，过轴外点 B 和折射球面的球心 C 作辅助线 BC。为区别于光轴 AC，将辅助轴 BC 称为辅轴。轴外点 B 可看做辅轴 BC 的轴上点。点 A' 是根据轴上点近轴光线光路计算得到的理想像点，用以确定高斯像面的位置。假设在折射球面的球心处放一个无穷小的孔径光阑，使物面 AB 上各点均以无限细光束成像，消除球差和彗差。轴外点 B 的主光线又与辅轴 BC 重合经过球心，不产生像散。若以折射球面的球心 C 为圆点，分别以 CA 和 CA' 为半径作圆弧分别交辅轴于 B_1 和 B_1'，B_1' 是 B_1 的理想像点。显然，圆弧 $A'B_1'$ 是圆弧 AB_1 的理想像面。再来看与圆弧物面 AB_1 相切的物平面 AB 的成像情况，以物面上的轴外点 B 为例，相对于物点 B_1，它沿辅轴向远离折射球面的方向移动，由物像关系式可知，与点 B 共轭的实际像点 B'' 必定朝相同方向移动一段相应的距离，由此可见，垂轴物平面 AB 经球面折射后，形成的实际像面不会是平面，应该是一个相切于 A' 点且比像面 $A'B_1'$ 更加弯曲的回转曲面 $A'B''$，只有在这个曲面上才能得到平面物的清晰像，这一无像散且能成清晰像的曲面称为匹兹伐像面（Petzval surface）像面，相应的场曲（即匹兹伐像面相对于高斯像面的轴向偏离）称为匹兹伐场曲，用 x_p' 表示。

当光学系统存在场曲时，平面物体成像为一回转曲面，在高斯像面上超出近轴区域的像点都会变得模糊。若用平面接收屏去接收像面，当把中心视场调焦清晰时，边缘视场就会模糊；反之，边缘视场调焦清晰后则中心视场就变得模糊，如图 4-25 所示。对于摄像、投影用的物镜，其感光面或接收屏都是平面，因此，必须对场曲进行很好的校正。

笔记

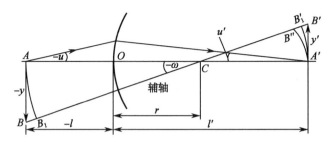

图 4-24   单个折射球面的匹兹伐像面 *A'B''*

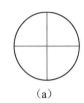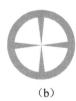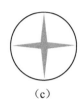

(a)   (b)   (c)

图 4-25   场曲作用下的成像特征

(a)物平面上的十字线图案,光轴过物面中心;(b)对中心视场调焦的像平面;(c)对边缘视场调焦的像平面

由上面的讨论可知,像散和场曲是两个不同的概念,两者既有联系,又有区别。像散的存在,必然引起像面弯曲。即便像散为零,子午像面和弧矢像面重合,匹兹伐场曲依然存在,清晰像面仍然是相切于高斯像面中心的二次抛物面。

第六节   畸   变

由理想光学系统的成像关系可知,在一对共轭的物、像平面上,垂轴放大率是常数。但在实际光学系统中,只有当视场较小时才具有这一性质,随着视场增大,垂轴放大率便会发生改变,结果使像相对于物体失去相似性,这种仅仅使像变形而不会使像模糊的成像缺陷称为畸变(distortion)。

畸变是主光线的像差,之前利用第二近轴光线计算可以得到理想像高 y',同时,利用轴外点远轴光线计算可以得到主光线像高 Y_z',两者的差异就是系统在该视场下的畸变,即:

$$\delta Y_z' = Y_z' - y' \tag{4-25}$$

$\delta Y_z'$ 也称为线畸变(或绝对畸变),它是在垂轴方向进行度量的,属于垂轴像差。

在畸变作用下,实际像高与理想像高不等,而且这种垂轴方向的差异会随视场的增大而愈发严重,所以,整个实际像面相对于理想像将会发生变形。如图 4-26 所示,垂直于光轴的正方形物平面,经过具有正畸变的光学系统成像后,实际像高将大于理想像高,图中虚线代表理想像的图形,正畸变也称枕形畸变;当系统具有负畸变时,实际像高将小于理想像高,负畸变也称桶形畸变。

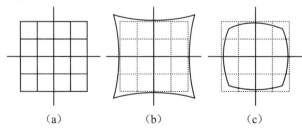

(a)   (b)   (c)

图 4-26   光学系统的成像畸变

(a)物面上的网格图案;(b)枕形畸变,虚线代表理想像;(c)桶形畸变,虚线代表理想像

通常用线畸变 $\delta Y_z'$ 相对于理想像高 y' 的百分比来表征某一视场的畸变,也称相对畸变:

$$q' = \frac{\delta Y'_z}{y'} \times 100\% = \frac{Y'_z - y'}{y'} \times 100\% = \frac{\beta' - \beta}{\beta} \times 100\% \qquad (4\text{-}26)$$

其中，β' 为该视场下的实际垂轴放大率，β 为理想的垂轴放大率。因此，相对畸变 q' 也表示光学系统的实际放大率对理想放大率的相对误差。

畸变只改变轴外物点在理想像面上的成像位置，使像的形状产生扭曲失真，不影响像的清晰度。一般的光学系统只要求相对畸变 $q' < 4\%$，感觉不出像的变形即可。对于某些要利用像来测定物体大小与轮廓的光学系统，就必须很好地校正畸变。

畸变仅与物高 y（或视场角 ω）有关，随 y 的符号改变而异号，故其级数展开式中只有 y 的奇次项，即：

$$\delta Y'_z = A_1 y^3 + A_2 y^5 \cdots \qquad (4\text{-}27)$$

其中，第一项为初级畸变，其后为高级畸变，展开式中没有 y 的一次项，因为一次项代表理想像高。

畸变与孔径光阑的位置有关。对于单个薄透镜或薄透镜组，当孔径光阑与之重合时，由于前后结构对称，不产生畸变，如图 4-27(a)所示，此时主光线通过主点（节点），沿着理想成像的光线方向出射，其与高斯像面的交点高度等于理想像高。当孔径光阑位于透镜之前时，如图 4-27(b)所示，轴外点 B 在高斯像面上的理想像点为 B'_0，像高为 y'，由于透镜为正屈光力，主光线有负球差，所以主光线像高 Y'_z 将小于理想像高 y'，产生桶形（负）畸变。当孔径光阑位于透镜之后时，如图 4-27(c)所示，同样由于负球差，主光线像高 Y'_z 将大于理想像高 y'，产生枕形（正）畸变。

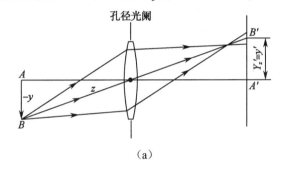

(a)

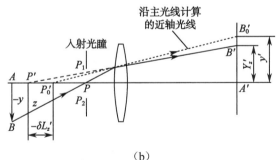

(b)

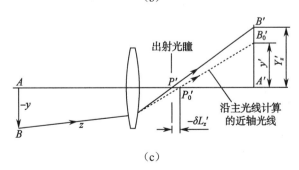

(c)

图 4-27　孔径光阑位置对畸变的影响

(a)光阑与透镜重合，无畸变；(b)光阑位于透镜之前，负畸变；(c)光阑位于透镜之后，正畸变

笔记

完全消除畸变是困难的，但对于垂轴放大率为 $\beta = -1$ 的对称式光学系统，由于孔径光阑位于系统的中间，其前半部分系统和后半部分系统所产生的畸变大小相等，符号相反，自动实现畸变校正。

第七节 色 差

大多数光学系统都使用白光成像，白光是由各种不同波长的单色光组合而成。光学材料对不同波长的色光有不同的折射率，通常波长越长，折射率越小，因此，白光入射到介质分界面时，只要入射角不为零，折射后，各种色光会因折射角的不同而发散（即色散）。各种色光在光学系统内部形成不同的传播路径，最终得到各自不同的成像位置和成像倍率，这种成像的色差异称为色差。

一、位置色差

在不同色光下透镜具有不同的折射率，由薄透镜的焦距公式 $1/f' = (n-1)(1/r_1 - 1/r_2)$ 可知，透镜的焦距也随色光变化，因此，在对轴上点进行成像时，用高斯公式计算得到的各种色光的像距也都不相同，这种不同色光下成像位置的差异称为位置色差（longitudinal chromatic aberration，LCA）。

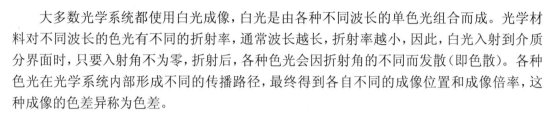

图 4-28 轴上点的位置色差

可见光光谱区间边缘的两种色光分别为蓝光（F光）和红光（C光），人眼最敏感的是黄绿色光（d光）。目视光学系统通常对d光计算和校正单色像差，对F光和C光计算并校正色差。如图4-28所示，由轴上点 A 发出的一束孔径角为 U 的环带状白光光束，经过光学系统后，其中蓝色的F光交光轴于较近的像点 A_F'，红色的C光交光轴于较远的像点 A_C'，黄绿色的d光像点居中。像点 A_F' 和 A_C' 离光学系统最后一个折射面的距离分别为 L_F' 和 L_C'，两者差值定义为位置色差，即：

$$LCA = L_F' - L_C' \tag{4-28}$$

与其他单色像差不同的是，位置色差在近轴区同样存在，因为光的色散即使在孔径角很小时仍会发生，除非孔径角等于零（即入射角为零）。所以，轴上点发出的近轴白光，仍会按色光波长的不同，分别交光轴于不同位置。近轴区的各相应量均用小写字母表示，即：

$$LCA = l_F' - l_C' \tag{4-29}$$

为求出位置色差的准确值，需要对F光和C光进行轴上点远轴光线或近轴光线的光路计算，分别求得像距 L_F'、L_C' 或 l_F'、l_C'，然后用公式（4-28）和公式（4-29）求之。

光学系统若存在色差，则轴上点即使以近轴光成像也不能形成一个白色的像点，而是产生一个彩色的弥散斑。在图4-28中，若在点 A_F' 处放置一白色接收屏，将会看到中心蓝和外围红的弥散斑；当把白屏移至点 A_C' 处，则会呈现中心红、外围蓝的弥散斑。可见，色差严重影响光学系统的成像质量，必须校正。

笔记

位置色差是轴上点的宽光束像差，仅与光线入射高度 h 或孔径角 U 有关，与视场无关。当 h 或 U 改变符号时，位置色差的符号不变，因此，位置色差的级数展开式仅包含 h 或 U 的偶次方项，当 h 或 U 为零时，位置色差不为零，故展开式中有常数项，即：

$$LCA = A_0 + A_1 h^2 + A_2 h^4 + \cdots \tag{4-30}$$

其中，A_0 是初级位置色差，即近轴区的位置色差，其他各项分别为二级、三级位置色差。

对于单薄透镜，当物距无限远（即平行光入射）时，其位置色差也可以用 F 光和 C 光的屈光力之差来表示：

$$LCA = F_F - F_C \tag{4-31}$$

由薄透镜的屈光力计算公式可知：

$$F_F = (n_F - 1)(R_1 - R_2)$$
$$F_d = (n_d - 1)(R_1 - R_2)$$
$$F_C = (n_C - 1)(R_1 - R_2)$$

其中，$R_1 = 1/r_1$，$R_2 = 1/r_2$，又因为：

$$\frac{F_d}{F_F - F_C} = \frac{n_d - 1}{n_F - n_C} = V \tag{4-32}$$

其中，V 称为光学玻璃的阿贝常数（V-number），阿贝常数的倒数称为材料的色散本领或色散率，代入公式（4-31），可得：

$$LCA = F_F - F_C = \frac{F_d}{V} \tag{4-33}$$

可见，同一屈光力的薄透镜，玻璃材料的阿贝常数 V 越大，位置色差就越小。当光学玻璃选定后，其位置色差仅由透镜的屈光力决定，与透镜的形状无关。单个薄透镜自身无法消色差，只有当正、负透镜以适当的屈光力组合后才能校正某一孔径带的位置色差。

在光学系统中，不同孔径角（或入射高度）的白光将产生不同的位置色差，类似球差的校正，光学系统只能对某一个孔径带校正位置色差，一般选择 0.707 孔径带（即 $\sin U/\sin U_m = 0.707$，或 $h/h_m = 0.707$）进行校正，其他孔径带则存在剩余位置色差。

以双胶合望远物镜（表 4-3）为例，物镜焦距 $f' = 100$mm，相对口径 $D/f' = 1/5$，视场角 $2\omega = 6°$。正负透镜的玻璃材料分别为 K9 和 ZF2，它们在 F 光和 C 光的折射率分别为：K9 玻璃 $n_F = 1.5219$，$n_C = 1.5139$；ZF2 玻璃 $n_F = 1.6875$，$n_C = 1.6666$。通过对 F 光和 C 光的近轴光路与远轴光路的计算，可以求得相关数据及位置色差（表 4-4）。

表 4-3 双胶合望远物镜的结构参数

曲率半径（mm）	厚度（mm）	n_d	V
62.78	4.0	1.5163	64.1170
−43.78	2.5	1.6726	32.2203
−124.01			

表 4-4 双胶合望远物镜在 F 光和 C 光下的光路计算及位置色差

h/h_m	l'_F, L'_F（mm）	l'_C, L'_C（mm）	LCA（mm）
0.00	97.133 368	97.187 648	−0.054 28
0.707	97.141 188	97.142 308	−0.001 12
1.00	97.197 128	97.137 948	0.059 18

图 4-29 是双胶合望远物镜在不同色光下的球差分布曲线，在 0.707 孔径带，F 光和 C 光校正了位置色差，此时，边缘孔径带的位置色差 LCA_M 和近轴区的位置色差 LCA_m 并不相等，

笔记

两者之差称为色球差$\delta L'_{FC}$,它也等于 F 光在边缘孔径带的球差$\delta L'_F = 0.063\ 76\text{mm}$和 C 光在边缘孔径带的球差$\delta L'_C = -0.0497\text{mm}$之差,即:

$$\delta L'_{FC} = LCA_M - LCA_m = \delta L'_F - \delta L'_C \tag{4-34}$$

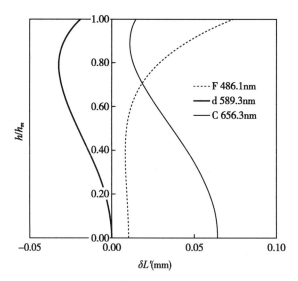

图 4-29　双胶合望远物镜不同色光的球差曲线

在 0.707 孔径带对 F 光和 C 光校正位置色差后,两色光的交点与 d 光球差曲线不重合,两者之间的轴向距离称为二级光谱,用LCA_{FCD}来表示,有:

$$LCA_{FCD} = L'_{F,\,0.707h} - L'_{d,\,0.707h} \tag{4-35}$$

色球差和二级光谱校正十分困难,一般只有高倍显微物镜、天文望远镜等系统要求对这两种像差进行校正。

前文提到,利用正、负透镜组合可以校正位置色差,其中一种组合方式就是双胶合薄透镜组结构,正、负透镜在胶合面的曲率半径相同。要校正位置色差,双胶合薄透镜必须满足以下条件:

$$\begin{cases} F_1/V_1 + F_2/V_2 = 0 \\ F_1 + F_2 = F \end{cases} \tag{4-36}$$

其中,F 为双胶合薄透镜组的总屈光力,V_1 和 V_2 分别是两种玻璃材料的阿贝常数,因此,可以解出满足总屈光力要求的正、负薄透镜的屈光力为:

$$\begin{cases} F_1 = \dfrac{V_1}{V_1 - V_2} F \\[3mm] F_2 = \dfrac{-V_2}{V_1 - V_2} F \end{cases}$$

可见,具有一定屈光力的双胶合或双分离透镜,只有采用不同材料的玻璃制造的正、负透镜,才有可能使两个透镜产生的位置色差互相补偿。为了使屈光力 F_1 和 F_2 的数值不致太大,两种玻璃材料的阿贝常数相差应尽可能大,一般选取冕牌玻璃(阿贝常数较大)和火石玻璃(阿贝常数较小)中的各一种牌号来组合。

二、倍率色差

笔记

当光学系统校正位置色差后,轴上点发出的 F 光和 C 光通过光学系统成像,像面重合。

但是,对于轴外点,由公式 $\beta = -f/x$ 可知,因为不同色光下系统焦距不等,垂轴放大率也会随之变化,导致不同色光的像高差异,如图 4-30 所示。

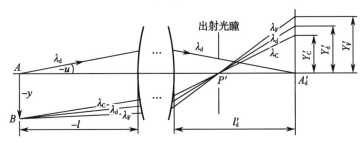

图 4-30　轴外点的倍率色差

光学系统在不同色光下产生的垂轴放大率的差异称为倍率色差(transverse chromatic aberration,TCA),用轴外物点发出的两种色光的主光线在高斯像面上的交点高度之差来度量。在目视光学系统中,倍率色差可以表示为:

$$TCA = Y'_F - Y'_C \tag{4-37}$$

其中,Y'_F 和 Y'_C 分别是 F 光和 C 光的主光线与 d 光高斯像面的交点高度,可利用公式(4-9)计算得到。

近轴区的倍率色差(又称初级倍率色差)则表示为:

$$TCA = y'_F - y'_C \tag{4-38}$$

其中,y'_F 和 y'_C 分别是 F 光和 C 光的第二近轴光线光路计算得到的理想像高。

倍率色差属于轴外点的细光束像差,与物高 y 相关,当 y 改变符号时,倍率色差必定变号,故其级数展开式与畸变的形式相似,只包含 y 的奇次项,由于不同色光的理想像高不同,故展开式中含有物高的一次项,即:

$$\Delta Y'_{FC} = A_1 y + A_2 y^3 + A_3 y^5 + \cdots \tag{4-39}$$

其中,第一项为初级倍率色差,其后为高级倍率色差。

另外,用透镜的棱镜效应也可以表述倍率色差。设平行于光轴的细光束入射屈光力为 F 的透镜,入射高度为 h(单位 cm),则该透镜产生的棱镜度为:

$$P = hF \tag{4-40}$$

在 F 光和 C 光下,棱镜度分别为:

$$P_F = hF_F, \ P_C = hF_C$$

则倍率色差为:

$$TCA = P_F - P_C = h(F_F - F_C)$$

结合公式(4-33)可得:

$$TCA = \frac{hF_d}{V}, \text{(单位:棱镜度)} \tag{4-41}$$

倍率色差严重时,像边缘呈现彩色,即各种色光的轴外像点不重合,破坏了轴外视场成像的清晰度。倍率色差随视场而变,对所规定的两种色光(这里为 F 光和 C 光),也只能要求对某一视场校正倍率色差,通常选择 0.707 视场(即 $\omega/\omega_m = 0.707$,或 $h/h_m = 0.707$)。

倍率色差还与孔径光阑的位置有关。对于单个折射球面,当孔径光阑位于球面的球心时,该折射球面不产生倍率色差。对于单个薄透镜,当孔径光阑位于透镜之前时,如图 4-31(a)所示,由于 $n_F > n_C$,F 光比 C 光偏折更大,Y'_F 小于 Y'_C,倍率色差为负。如果把孔径光阑置于透镜之后,如图 4-31(b)所示,则 Y'_F 大于 Y'_C,倍率色差为正。可以想象,若孔径光阑与薄透镜重合,将不产生倍率色差。

笔记

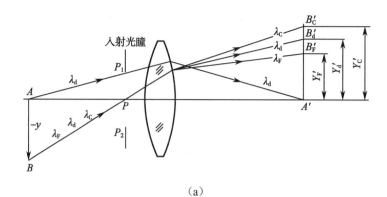

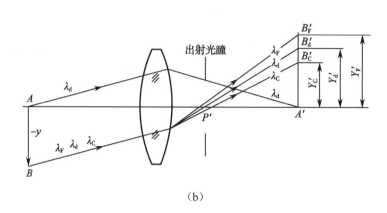

图 4-31　孔径光阑位置对倍率色差的影响
(a)光阑位于透镜之前;(b)光阑位于透镜之后

对于相接触的薄透镜系统,若系统已校正位置色差,则倍率色差自动消除。若系统由两个或多个具有一定间隔的薄透镜组组成,那么只有对各个薄透镜组分别校正了位置色差,才能同时校正系统的倍率色差。对于全对称的光学系统,当垂轴放大率 $\beta=-1$ 时,不管系统是否校正了位置色差,倍率色差与其他垂轴像差一样,自动得到校正。

第八节　像差计算的谱线选择

在进行像差计算前,首先要选定计算所用的谱线,因为不同的谱线对应光学材料不同的折射率,会出现不同的计算结果。谱线的选择主要取决于光能接收器的光谱响应特性,其原则是,选择光能接收器最灵敏的谱线进行单色光像差的计算,色差计算则选择光能接收器光谱响应波段两端边缘附近的谱线进行。因为光源辐射谱的范围有限,光学系统的材料又都具有一定的吸收带,所以光能接收器的光谱响应范围也会因此受限,设计时应尽量使三者性能匹配,即光源辐射的波段与最强谱线,光学系统的透射波段与中间谱线,以及接收器的光谱响应波段与灵敏谱线三者要对应一致。

不同光学系统使用不同的工作波段,因此,在计算和校正像差时选择的谱线也不同。

1. 目视光学系统　人眼作为目视光学系统的接收器,其视见函数的波长范围在 380~780nm,其中最灵敏的波长是 $\lambda=555$nm,一般选择靠近该灵敏波长的 d 光($\lambda=589.3$nm)或 e 光($\lambda=546.1$nm)校正单色像差,另外选择可见光波段两端的 F 光($\lambda=486.1$nm)和 C 光($\lambda=656.3$nm)校正色差,选择光学材料所依据的折射率和阿贝常数为:

$$n_d, V=(n_d-1)/(n_F-n_C) \quad (4-42)$$

2. 数码相机　数码相机用固体图像传感器以扫描的方式把景物信息记录下来。电

笔记

荷耦合器件（charge coupling device，CCD）和互补金属氧化物半导体器件（complementary metal-oxide semiconductor，CMOS）是数码相机常用的图像传感器件。CCD 和 CMOS 的光谱响应范围为 300～1000nm，比传统的感光胶片有更宽的光谱响应范围，特别是长波直至近红外波段。普通数码相机会在图像传感器的前面增加红外截止滤光片，以抑制图像传感器对红外波段的光谱响应，仅保留对可见光波段的光谱响应。数码相机又常用目视法调焦，因此，可以与目视系统一样来选择谱线和光学材料的参数。

3. 特殊光学系统　激光光学系统一般使用某一波长的单色光源，所以只用对该波长校正单色像差，而不用校正色差。对于工作在可见光区域以外的光学系统（如中、远红外光学系统），若其光谱区范围从 λ_1 到 λ_2，则其选择光学材料所依据的折射率和阿贝常数为：

$$n_\lambda = (n_{\lambda 1} + n_{\lambda 2})/2, \mathrm{V} = (n_\lambda - 1)/(n_{\lambda 1} - n_{\lambda 2})$$

第九节　波　像　差

二维码 4-8
PPT　第四章第九、十节

　　几何像差是以几何光线经过光学系统的实际光路相对于理想光路的偏离来度量，具有简单、直观、容易计算等特点。但几何像差本身属于一个近似的概念，用光线的密集程度来评价成像质量的好坏，在很多应用场合中与实际情况不符。光学系统的像差不可能完全校正，像差的最佳校正方案是在像差的合理平衡基础上得到的，像差平衡和像差容限问题都涉及光学系统的像质评价，仅仅依靠几何像差是无法解决的，必须借助光的波动理论。例如像质评价方法中的斯特列尔判断、瑞利判断等方法都与波像差（wavefront aberration）（又称波前像差）密切相关。波像差与几何像差之间有着内在联系，它在解决像差最佳校正和像差容限问题上起着重要作用。

　　几何光学中的光线相当于光波面的法线，物点发出的同心光束与球面波对应。球面波经过理想光学系统后，曲率发生改变，其球心即为理想像点。费马原理指出，要形成理想像点，光线从物点发出到达像点所行进的光程（optical path length，OPL）必须为常数。因此，能够形成理想像点的球面波也被称为等光程面或等相位面。由于孔径光阑的衍射作用，理想像点实际为一个衍射光斑。实际光学系统除了衍射作用外，还存在像差，使像空间的出射波面发生形变，不再是理想球面波，如图 4-32 所示，当实际波面与构造的参考球面在光学系统出瞳处相切或相交时，用两波面间的光程差（optical path difference，OPD）表示波像差，以 W 表示。

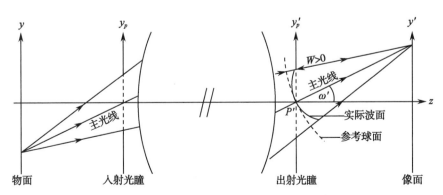

图 4-32　光学系统的波像差 W

　　在光学系统中，光程的计算需要依靠空间光路追迹。为获得波像差，首先需要追迹物点发出的主光线到达出瞳中心的光路，计算主光线行进的总光程 $\mathrm{OPL}(0,0)$。因为实际出射波面与参考球面在出瞳中心相切或相交，所以，出瞳中心处的波像差为零。然后，追迹物点发出的其他空间光线到达参考球面的光路，例如，在出瞳面上选择坐标为 (x'_p, y'_p) 的空间光线，计算该光线行进的总光程 $OPL(x'_p, y'_p)$，出瞳面上该点位置对应的波像差表示为：

$$W(x'_p, y'_p) = -OPD(x'_p, y'_p) = OPL(0, 0) - OPL(x'_p, y'_p) \tag{4-43}$$

其中，光程差 $OPD(x'_p, y'_p)$ 与波像差异号。如果 $W(x'_p, y'_p) > 0$，说明实际波面相对于参考球面更趋向会聚；如果 $W(x'_p, y'_p) < 0$，说明实际波面相对于参考球面更趋向发散。下面重点介绍引起波像差的两种典型情况：波面倾斜和离焦，以及用 Zernike 多项式表述圆形孔径内波像差的具体方法。

一、波面倾斜

如果出射波面相对于参考球面仅仅发生倾斜，如图 4-33 所示，这时考察子午面内的波像差情况，设波面倾斜角为 θ，由此引起的波像差在极坐标系下可以表示为：

$$W_{Tilt} = -n \cdot r_p \cdot \theta \cdot \sin\varphi_p \tag{4-44}$$

其中，n 是像空间折射率，(r_p, φ_p) 代表出瞳处的极坐标系。若已知参考球面的曲率半径 r_{ref}，利用以下关系式：

$$y' = r_p \cdot \sin\varphi_p, \quad \theta = \frac{\Delta y'}{r_{ref}}$$

可以将波像差的表达式转换到笛卡尔坐标系下，即：

$$W_{Tilt} = -\frac{n \cdot y'_p \cdot \Delta y'}{r_{ref}}$$

可见，在子午面内，波面倾斜引起的波像差与 y 轴坐标成线性关系。

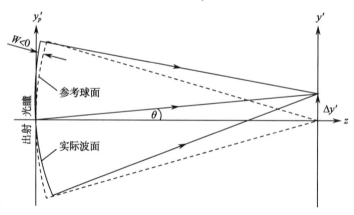

图 4-33　实际波面相对于理想的参考球面发生倾斜

二、离焦

如果实际出射波面是一个球面，但是曲率半径与参考球面不同，如图 4-34 所示，这将导致像面离焦（defocus），离焦量 $\Delta z'$ 就等于两个波面的曲率半径之差，由此引起的波像差在极坐标系下可以表示为：

$$W_{Def} = \frac{n \cdot r_p^2}{2} \left(\frac{1}{r_{ref} + \Delta z'} - \frac{1}{r_{ref}} \right) \tag{4-45}$$

当 $|\Delta z'| \ll r_{ref}$ 时，可以近似为：

$$W_{Def} = -\frac{n \cdot r_p^2}{2r_{ref}^2} \cdot \Delta z' = -\frac{n}{2} \cdot \Delta z' \sin^2 U'$$

笔记

可见，离焦引起的波像差与出瞳孔径成二次平方的非线性关系。

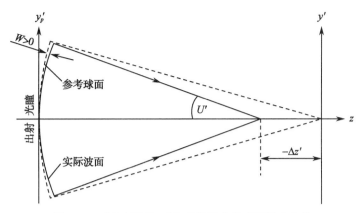

图 4-34　实际波面相对于理想的参考球面发生离焦

三、Zernike 多项式

分布在圆形孔径内的波像差可以用 Zernike 多项式进行表述。Zernike 多项式包含了所有面型变化的子集合，因此，孔径内任意的连续波面都可以分解为一系列的 Zernike 多项式，这为波像差的分类与定量化提供了有效方法，在人眼波像差中得到广泛应用。

Zernike 多项式实质上是定义在单位圆内的一组正交基，理论上，描述一个复杂的波面需要用到无穷多个基函数。在实际中，一般只取 Zernike 多项式的前 36 项，就可以得到比较理想的面型拟合精度。

Zernike 多项式由大写字母 Z 加上紧随其后的上标和下标来表示。上标是表示函数方位阶数的带符号整数 m，下标是表示函数径向阶数的非负整数 n，因此，Zernike 多项式写成 Z_n^m 的形式。图 4-35 给出了 Zernike 多项式前 5 阶（21 项）的图形。

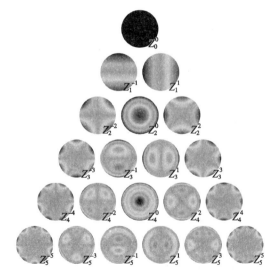

图 4-35　Zernike 多项式的前 21 项基函数，按照径向阶数 n 由低到高纵向排列，
同时按照方位阶数 m 由小到大水平方向排列

在极坐标系下，Zernike 多项式的表达式为：

$$Z_n^m = N_n^m R_n^{|m|}(\rho) M(m\theta) \tag{4-46}$$

其中，N_n^m 是归一化项，$R_n^{|m|}(\rho)$ 是径向项，$M(m\theta)$ 是方位角项。径向参数 ρ 是无量纲的实数，取值范围为 0～1.0，表示孔径中心到一点的径向距 r，表达式为：

$$\rho = \frac{r}{a}$$

笔记

其中 a 是孔径的半径值。

方位角 θ 是实数, 取值范围为 $0 \sim 2\pi$。在人眼波像差的应用中, 方位角 θ 有明确的定义。人眼波像差的坐标系必须符合 ISO8429 的标准眼科坐标系, 在该坐标系中 x 轴是水平方向, 正方向为医师检查待测眼睛时的右方向, y 轴为垂直方向, 正方向朝上, z 轴是待测眼睛的视线方向, 正向为从待测眼睛看医师的方向。坐标系的原点是眼睛瞳孔的中心点, 位于眼睛出瞳平面上, 该坐标系如图 4-36 所示, 方位角 θ 起始于 x 轴, 逆时针方向度量。

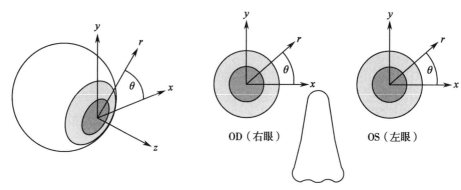

图 4-36 眼科坐标系(ISO8429)

公式(4-46)中的指数 n 代表径向阶数, 指数 m 代表方位阶数, 要求 n 和 $|m|$ 同时为奇数或者同时为偶数, 即 $n-|m|$ 为偶数。对于给定值 n, 方位阶数 m 只能取 $-n, -n+2, \cdots n-2$ 和 n 中的值。通常所说的 Zernike 多项式的阶数特指径向阶数 n。n 阶以内 Zernike 多项式所包含的基函数总数为:

$$J = \frac{1}{2}(n+1)(n+2) \tag{4-47}$$

归一化项 N_n^m 的表达式为:

$$N_n^m = \sqrt{(2-\delta_{0,m})(n+1)} \tag{4-48}$$

其中, 当 $m=0$ 时, $\delta_{0,m}=1$; 当 $m \neq 0$, $\delta_{0,m}=0$。

径向项 $R_n^{|m|}(\rho)$ 的表达式为:

$$R_n^{|m|}(\rho) = \sum_{s=0}^{0.5(n-|m|)} \frac{(-1)^s(n-s)!}{s![0.5(n+|m|)-s]![0.5(n-|m|)-s]!} \rho^{n-2s} \tag{4-49}$$

当径向阶数 n 为偶数(奇数)时, $R_n^{|m|}(\rho)$ 将只包含 ρ 的偶次项(奇次项)。

方位角项 $M(m\theta)$ 的表达式为:

$$\begin{aligned} M(m\theta) &= \cos(m\theta) \quad 若 m \geqslant 0 \\ M(m\theta) &= \sin(|m|\theta) \quad 若 m < 0 \end{aligned} \tag{4-50}$$

提及 Zernike 多项式的基函数时人们一般用它们的常用名, 如表 4-5 所列, 并且, Zernike 多项式可以用单个指数 j 进行排序, 即:

$$j = \frac{n(n+2)+m}{2}$$

表 4-5 Zernike 多项式基函数的常用名

j	Z_n^m	常用名
0	Z_0^0	平移
1	Z_1^{-1}	垂直倾斜
2	Z_1^1	水平倾斜
3	Z_2^{-2}	斜轴散光

笔记

续表

j	Z_n^m	常用名
4	Z_2^0	近视性散焦（正系数值） 远视性散焦（负系数值）
5	Z_2^2	逆规性散光（正系数值） 循规性散光（负系数值）
6	Z_3^{-3}	斜向三叶形
7	Z_3^{-1}	垂直彗差—高度陡斜（正系数值） 垂直彗差—轻度陡斜（负系数值）
8	Z_3^1	水平彗差
9	Z_3^3	水平三叶形
10	Z_4^{-4}	斜向四叶形
11	Z_4^{-2}	二级斜轴散光
12	Z_4^0	球差 正系数值—瞳孔外围比中间部分近视程度高 负系数值—瞳孔外围比中间部分远视程度高
13	Z_4^2	二级循规性/逆规性散光
14	Z_4^4	四叶形
15	Z_5^{-1}	二级垂直彗差
16	Z_5^1	二级水平彗差
⋮	⋮	⋮

　　用 Zernike 多项式对波像差进行拟合，可以得到一组 Zernike 系数，这些系数用希腊字母 c 加上紧随其后的上标和下标来表示。上标是表示方位阶数的带符号整数 m，下标是表示径向阶数的非负整数 n。因此，Zernike 系数写成 c_n^m 的形式。该系数乘以对应的 Zernike 函数项可以重构原始波面：

$$W(\rho,\theta)=\sum_{n,m}c_n^m Z_n^m \tag{4-51}$$

　　系数 c_n^m 具有长度量纲单位（通常以微米为单位），且每一组 c_n^m 都与孔径直径（通常以毫米为单位）有关。当孔径直径变化时，波像差的 Zernike 系数也将不同。因此，用 Zernike 系数来比较不同来源的波像差情况时，必须对孔径尺寸进行统一限定，从而在相同的孔径下得出可以横向比较的 Zernike 系数。

　　另外，采用 $x=\rho\cos\varphi, y=\rho\sin\varphi$ 可以将 Zernike 多项式转换到笛卡尔坐标系，以计算出射光瞳处波像差 $W(x,y)$ 的均方根值（root-mean-square，RMS），即：

$$RMS(W)=\sqrt{\frac{\iint\limits_{pupil}\left[W(x,y)\right]^2 dxdy}{A}} \tag{4-52}$$

　　其中，A 代表出射光瞳的面积。如果已知波像差的 Zernike 系数 c_n^m，公式（4-52）可以简化为：

$$RMS(W)=\sqrt{\sum_{n>1,m}\left(c_n^m\right)^2} \tag{4-53}$$

　　其中，要求径向阶数 $n>1$，即不包括波面平移、垂直倾斜和水平倾斜的三项 Zernike 系数。

　　在历史上，由于坐标系和参数定义上的差异，Zernike 多项式可能存在多种不同版本的数学表述方式，因此，在比较 Zernike 系数之前首先要明确这些定义规则。Zernike 多项式已

笔记

经成为临床上描述人眼波像差的标准数学方法[ISO 24157：2008（E）]，可以用波像差的均方根 $RMS(W)$ 来表述人眼的整体像差水平。Zernike 多项式系数可以清楚反映人眼在一定瞳孔大小范围内的各种像差缺陷在整体像差中所占的比重，其中，一阶（$n=1$）Zernike 多项式代表波面的倾斜即棱镜效应，对像质没有影响；二阶（$n=2$）Zernike 多项式代表人眼的散光和离焦，它们是人眼屈光不正的主要因素，可以由框架镜片或接触镜等来矫正；三阶和三阶以上（$n \geq 3$）的 Zernike 多项式代表人眼的高阶像差。

第十节 非 球 面

引入非球面（aspherical surface）设计，对提升光学系统成像质量有极大的帮助，尽管在面型加工和检测方面，非球面的成本和难度远高于球面，但它依然得到了越来越广泛的应用，包括眼科医用光学器件、相机镜头、新型显示系统以及半导体照明系统等。总体上，非球面可以分成两种类型，一类是轴对称性的非球面，应用最广；另一类是不具有对称性的非球面，也称为自由曲面（free-formed surface）。限于篇幅原因，本书只讨论其中第一类非球面。鉴于面型上的差异，这两类非球面在功能与应用、设计与加工等方面都存在显著差别。非球面的选取需要从具体应用的要求、实现难度和成本等多方面进行综合考虑。

所有偏离理想球面的面型可以统称为非球面，它的表面曲率半径是连续变化的。一般情况下，非球面的矢高分布可以用解析表达式进行严格地数学表述。特殊的非球面也可能采用展开式的形式进行参量化的近似拟合，例如，采用 Taylor 展开式或者 Zernike 多项式来描述自由曲面。分段式、阵列式的非球面面型也是屡见不鲜。

一、圆锥截面

从不同方位用平面截取圆锥体，如图 4-37 所示，可以得到不同形式的圆锥截面（conic section）。截面的轮廓线可以呈现圆形（circle）、椭圆（ellipse）、抛物线（parabola）或者双曲线（hyperbola）等。在截面（x-z）内，这些截线可以采用统一的表达式：

$$z = \frac{cx^2}{1 + \sqrt{1 - (1+\kappa)c^2 x^2}}$$

(4-54)

其中，c 是曲线顶点处的曲率，参数 κ 的取值决定了曲线的类型，如图 4-38 所示，包括扁椭圆（$\kappa > 0$）、圆（$\kappa = 0$）、长椭圆（$-1 < \kappa < 0$）、抛物线（$\kappa = -1$）和双曲线（$\kappa < -1$）。

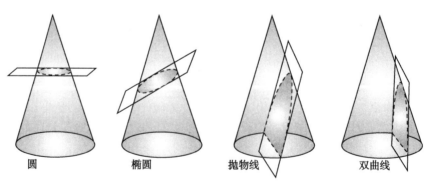

圆   椭圆   抛物线   双曲线

图 4-37 圆锥截面的轮廓线

数学上可以通过参数 κ 计算曲线的离心率（numerical eccentricity）ε：

$$\kappa = -\varepsilon^2 = \left(\frac{b}{a}\right)^2 - 1$$

(4-55)

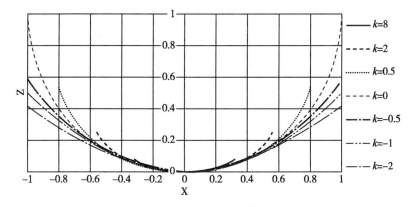

图 4-38　参数 κ 取值对圆锥截线的影响

其中，参数 a 和 b 分别是曲线的长、短轴，表达式为：

$$a = \frac{1}{|c \cdot (1+\kappa)|}, b = \frac{1}{|c \cdot \sqrt{1+\kappa}|} \tag{4-56}$$

同时，曲线顶点处的曲率半径可以表示为：

$$R_s = \frac{1}{c} = \frac{b^2}{a} \tag{4-57}$$

二、非球面表达式

以圆锥截线为母线，绕截面内过截线顶点的对称轴旋转，形成相应的空间曲面，在三维坐标系下，这些曲面可以采用统一的数学描述：

$$z = \frac{c(x^2 + y^2)}{1 + \sqrt{1 - (1+\kappa)\,c^2(x^2 + y^2)}} \tag{4-58}$$

这就是具有轴对称性的非球面基本表达式。在此基础上可以添加多项式，例如采用 Taylor 展开式对非球面进行面型调节，同时保持非球面的轴对称性，即：

$$z = \frac{c(x^2 + y^2)}{1 + \sqrt{1 - (1+\kappa)\,c^2(x^2 + y^2)}} + \sum_{k=1} a_k \cdot (x^2 + y^2)^{k+1} \tag{4-59}$$

为了描述在两个正交的子午方向（例如 x 轴和 y 轴）上具有不同圆锥截线的非球面，需要对公式（4-58）进行修改，即：

$$z = \frac{c_x x^2 + c_y y^2}{1 + \sqrt{1 - (1+\kappa_x)\,c_x^2 x^2 - (1+\kappa_y)\,c_y^2 y^2}} \tag{4-60}$$

当 $\kappa_x = \kappa_y = 0$ 时，x 轴和 y 轴上的圆锥截线均为圆，如果同时满足 $c_x \neq c_y$，这样的面型称为环曲面（toric surface），在眼科中常用于矫正人眼规则散光。当 κ_x 和 κ_y 取其他值时，公式（4-60）描述的面型称为环曲非球面（toricsurface），还可以在两个正交的子午方向上继续分别添加 Taylor 展开式，即：

$$z = \frac{c_x x^2 + c_y y^2}{1 + \sqrt{1 - (1+\kappa_x)\,c_x^2 x^2 - (1+\kappa_y)\,c_y^2 y^2}} + \sum_{k=1} a_k \cdot x^{2k+2} + \sum_{m=1} b_m \cdot y^{2m+2} \tag{4-61}$$

非球面已经广泛应用到包括框架镜片、角膜接触镜、人工晶状体在内的眼科医用光学镜片的设计，除了提高像质，非球面设计可以起到减薄镜片厚度、减轻镜片重量、扩大周边清晰视场范围、实现多焦点等功能。

笔记

二维码 4-9
PPT　第四
章第十一节

第十一节　光学系统像质评价

光学系统的成像质量评价问题,贯穿着从光学系统的设计、制造及产品化的整个过程。在设计阶段,光学系统一般不可能也没有必要将像质校正到完全理想的状态,因此,需要通过大量的计算对系统的成像情况进行仿真模拟,判定是否满足像质要求。在制造过程及制成产品之后,同样需要通过严格的实验来检测其实际成像效果,以便确定原设计是否合理。本节主要讨论光学系统设计过程中的像质评价方法,当然,许多方法其物理意义非常明确,也可以应用到光学系统的检测中。

任何物面可以分解为点,也可以分解为各种空间频率的谱,两种不同的分解方法构成两类像质评价方法。

第一类以物点发出的光能在像空间的分布状况作为像质评价依据。已经知道,即使是理想光学系统,也会由于衍射作用而得不到理想像点,只能形成一个衍射光斑,像差的存在使衍射光斑的能量更为分散。这一类的像质评价方法包括斯特列尔判断、瑞利判断和分辨率,都是以光学衍射理论为基础。在大像差系统中,则采用几何光线的密集程度来表示像点的能量分布,称为点列图。

第二类方法是仿效电讯系统而得到的,称为光学传递函数(optical transfer function,OTF)。光学系统对空间频谱信息的传递作用,类似于通信系统中的低通滤波器。光学传递函数反映了光学系统对不同空间频率信息的对比度调制和相移作用。光学传递函数与光学系统的使用性能紧密联系,既可以计算又能够测量,对大小像差系统均适用,是一种有效、客观的像质评价方法。

各种评价方法都有其优、缺点和适用范围。针对某一类光学系统,往往需要综合使用多种评价方法,才能客观、全面地反映其实际成像性能。

一、斯特列尔判断

物点发出的光线,通过理想光学系统后,应全部会聚于像空间的一点。如果用光线来代表传输能量的几何线,这些光线与像面的交点应该是一个没有空间大小的几何点。但是,在像面上实际得到的却是一个具有一定面积的衍射光斑。所以,把光看做光线只是几何光学的一个基本假设。光实际上是一种电磁波,受光学系统的孔径限制作用必定发生衍射,因此,研究光波聚焦点附近的能量分布问题,不能用几何光学作准确说明,必须用波动光学的衍射理论加以解释。

由菲涅尔(Fresnel)衍射理论知道,光波通过光学系统的孔径光阑时,发生圆孔衍射。衍射光斑的截面能量分布如图 4-39 所示,中央亮斑(即艾里斑)集中了全部能量的 83.8%,第一亮环最大光强度不到中央亮斑的 2%。通常把衍射光斑的中央亮斑视为物点经过理想光学系统得到的像点。中央亮斑的半径为:

$$R = \frac{0.61\lambda}{n'\sin U'} \tag{4-62}$$

其中,λ 为光波波长,n' 为像方介质折射率,U' 为光束的像方孔径角。

K. Strehl 于 1894 年提出了判断小像差光学系统成像质量的标准。当光学系统有像差时,其成像衍射斑(艾里斑)的中心亮度会比不存在像差时衍射斑的中心亮度有所下降,两者的光强之比称为斯特列尔比(Strehl ratio),也称中心点亮度,以 $S.D.$ 表示。

在小像差系统中,中心点亮度和波像差有比较简单的关系,即:

$$S.D. = 1 - k^2 \overline{W^2} \tag{4-63}$$

笔记

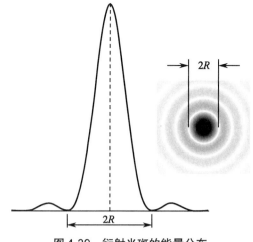

图 4-39　衍射光斑的能量分布

其中，$k=2\pi/\lambda$，$\overline{W}$ 是波像差的平均值。斯特列尔指出，中心点亮度 $S.D. \geqslant 0.8$ 时，可以认为系统是完善的。根据这一判据，可以引导光学系统像差的最佳校正方案和像差的公差。

现代光学设计不仅能计算中心点亮度，而且能绘制出任一像点的整体能量分布情况，图 4-40 是双胶合望远物镜（表 4-3）的像点能量分布曲线，横坐标是以高斯像点为中心的能量积分半径，纵坐标是该半径内像点弥散斑所包容的能量（已归一化，设总能量为 1），不同曲线对应像面上不同视场的像点情况，从中可以获取比单一的中心点亮度指标更多的信息，因此成为中心点亮度判别方法的补充，并得到广泛应用。

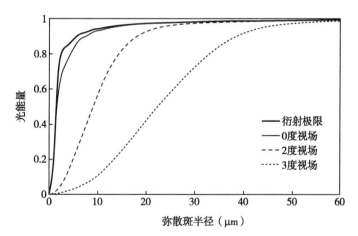

图 4-40　双胶合望远物镜各视场的像点能量积分

二、瑞利判断

早在 1879 年瑞利（Rayleigh）在观察光谱仪成像质量时，提出一个简单判断，即"实际波面与参考球面之间的最大偏离量，即最大波像差 W 不超过 1/4 波长时，该实际波面可认为是理想的。"它被称为瑞利判断。因为波像差易于计算，且与几何像差存在内在联系，根据波像差情况能够判断像差校正是否处于最佳状态，以此指导像差的校正方向，同时可以得出几何像差的公差范围。

但是，瑞利判断只考虑波像差的最大值，没有考虑缺陷部分在整体波面面积中所占的比重，还是不够严密。例如，透镜中的微小气泡或者表面瑕疵，会在某一局部引起几个波长的波像差，按照瑞利判断，这是不允许的。但在实际成像过程中，这种缺陷可能只占波面上极小区域,对光学系统的整体成像质量并无明显影响。因此,需要对瑞利判断进行改良,用整个波面的波像差均方根值 RMS(W)来评价光学系统的成像质量,更为合理。

表 4-6 对瑞利判断和中心点亮度作了比较。虽然两者是从不同角度提出来的像质评价方法,但研究表明,当光学系统的最大波像差达到 $\lambda/4$ 时,其中心点亮度 $S.D.$ 约等于 0.8,说明这两种像质评价方法是一致的。

表 4-6 波像差与衍射光斑能量分布的关系

波像差	0	$\lambda/16$	$\lambda/8$	$\lambda/4$
中心亮斑所占能量(%)	84	83	80	68
$S.D.$	1.0	0.99	0.95	0.81

瑞利判断是一种较为严格的像质评价方法,主要适用于小像差光学系统,例如望远物镜、显微物镜、微缩物镜和光刻物镜等对成像质量要求较高的系统。

现代光学设计软件已能计算并绘制出实际出射波面的整体情况,设计者可以全面了解出射波面的变形程度,变形部分的面积大小等,能够方便地计算波像差的最大值与均方根值。因此,瑞利判断在小像差系统像质评价中获得越来越广泛的应用。

三、分辨率

能被光学系统分辨开的两个物点(或像点)之间的最小距离,称为光学系统的分辨率或分辨本领。分辨率反映了光学系统分辨物体细微结构的能力,是评价光学系统成像质量的重要指标之一,易于测量,因此在光学仪器的质量检验中得到广泛应用。

瑞利判断(Rayleigh's criterion)指出:"能分辨的两个等亮度点间的距离对应艾里斑的半径",即一个衍射光斑中心与相邻的另一个衍射光斑的第一暗环重合时,这两个亮点刚好能被分辨,如图 4-41 所示。

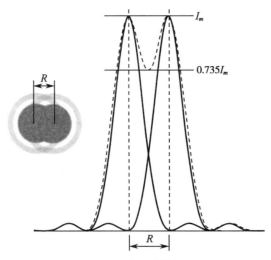

图 4-41 瑞利分辨极限

无限远物点经理想的薄透镜成像,形成的衍射光斑中第一暗环半径对透镜中心的张角为:

$$\Delta\theta = \frac{1.22\lambda}{D} \tag{4-64}$$

其中,$\Delta\theta$ 为光学系统的最小分辨角,D 为入瞳直径。公式(4-64)是计算光学系统理论分辨率的基本公式,对于不同类型的具体光学系统可由其推导出不同的表达形式。

实际的光学系统,由于存在像差和加工、装调误差,使得衍射光斑的能量更加分散,其

笔记

分辨率相对于理想光学系统要低。此外,光学系统的分辨率还与相对孔径、照明条件、观测对象、背景亮度和光能接收器等有关。实际用分辨率方法对大像差系统作像质检测和评价时,采用由不同粗细的黑白条纹相间组成的高对比度的条形或扇形图案作为观测对象,称之为鉴别率板,如图 4-42 所示。

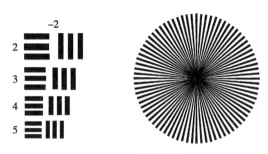

图 4-42　鉴别率板

测量分辨率所用的仪器装置如图 4-43 所示,其中平行光管 P 产生一个无限远的像,作为待测镜头 L 的物。鉴别率板放置在平行光管物镜的物方焦面上,经过平行光管的物镜和待测镜头成像在被测镜头的像方焦面上,然后通过读数显微镜 M 观察并读取一组在各方向上均能分辨清楚的最细的条栅单元,以每毫米内能够分辨的黑白线对数作为被测镜头的分辨率检测结果。

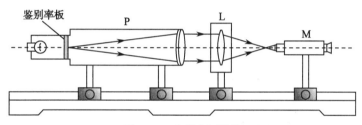

图 4-43　分辨率测量仪

尽管分辨率法可以用一个数值定量地表示实际光学系统成像质量,测定方法也比较简单,但它还不是一种完善的评价方法。首先物体的细节是由不同光亮度的点或线构成的,细节的背景光亮度也有不同,这些都与瑞利原始条件不符。其次,在同一光学系统中,使用同一块鉴别率板来检测其分辨率,如果照明条件和接收器不同,其检测结果也会有差异。此外,目视测量光学系统分辨率时,还会出现高于截至频率的黑白条栅图案因为出现对比度反转,反而能够被分辨的情况,这是一种无意义的"伪分辨"现象。

四、点列图

由物点发出的充满入射光瞳的成像光线经过光学系统后,由于像差作用,与像面的交点不再集中于一点,而是形成一个分布在一定范围内的弥散图形,称之为点列图,利用这些点的密集程度可以衡量光学系统的成像质量。

对于大像差光学系统(例如照相物镜等),在忽略衍射效应的情况下,利用几何光线追迹作大量的光路计算,可以较为准确地模拟出点物的成像情况。通常是把光学系统入射光瞳的 1/2 或全部分成大量等面积的网格元,每个网格元对应一条入射光线,计算的光线数量越多,网格划分就要越致密。经过网格元的光线则代表了通过该网格元的光能量。光线交于成像面上,形成的交点分布密度代表了像点的光强度分布。对同一物点,追迹的光线越多,像面上的交点数量就越多,越能精确反映出实际像点的光强分布情况。

用点列图评价成像质量时,选择计算的各条光线在入射光瞳上应有合理的分布。图 4-44 列举了几种网格元划分的具体方法,可以按直角坐标或极坐标方式进行划分并确定各条光

笔记

线的坐标，也可以随机选取光线坐标。对于轴外点发出的光束，当系统存在渐晕拦光时，只用追迹通光面内的光线。

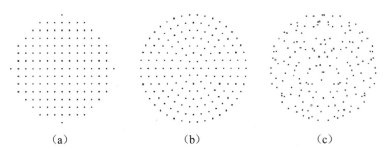

图 4-44 入射光瞳上网格元的划分方法
(a)直角坐标划分；(b)极坐标划分；(c)随机布点

在点列图中，通常以集中 30% 以上的点或光线所构成的图形区域作为其实际有效的弥散斑，弥散斑直径（以 mm 为单位）的倒数视为系统所能分辨的最高线对数。图 4-45 是三片式 Cooke 照相物镜在 0°、14° 和 20° 视场的点列图计算实例，大部分能量集中在弥散斑的中心区域。点列图是一种简单易行、形象直观的像质评价方法，主要用于大像差光学系统的设计阶段。

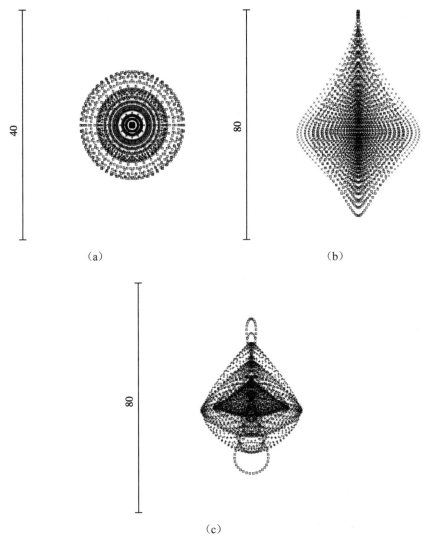

图 4-45 三片式 Cooke 照相物镜的点列图
(a)0° 视场；(b)14° 视场；(c)20° 视场

笔记

五、光学传递函数

前面介绍的几种像质评价方法，都是基于把物体看做是发光点的集合，以物点成像时的能量集中程度来表征光学系统的成像质量。而光学传递函数理论的基本出发点是把物面分解为一系列空间频率（spatial frequency）的频谱，也就是把物体的光场分布函数展开为傅里叶级数（物函数为周期函数）或傅里叶积分（物函数为非周期函数）的形式，研究光学系统对各种呈正弦分布的具有不同空间频率的光场信息的传递能力，从而建立一种像质评价指标。

若把光学系统看成是线性不变的系统，那么物体经光学系统成像，可看成是各种空间频谱经光学系统进行传递，其传递效果是空间频率的对比度下降，并在某一空间频率处截止（对比度为零），同时相位发生推移。这种对比度的降低和相位推移情况是随频率不同而变化的，其函数关系就称为光学传递函数。

光学传递函数是目前认为较好的一种像质评价方法，它具有明确的物理意义，既与光学系统的像差有关，又与衍射效果有关，能够计算和测量，对大、小像差系统均适用，已经在光学系统的设计、检验与评价等各个领域得到广泛应用。

（一）对比度

之前在分辨率测量中使用的鉴别率板类似于图 4-46（a）中的等间距黑白条纹，光亮度呈矩形波分布［图 4-46（b）］，又称为矩形波光栅。与此不同的是，检验光学传递函数需要采用正弦光栅作为物面图像，如图 4-46（c）所示，其光亮度为一条位置上移的正弦曲线［图 4-46（d）］，正弦光栅中相邻两个极大值（或极小值）之间的距离 T 称为空间周期，单位为 mm。在单位距离（1mm）内，正弦光栅的空间周期数称为空间频率，用 ν 表示：

$$\nu = 1/T \tag{4-65}$$

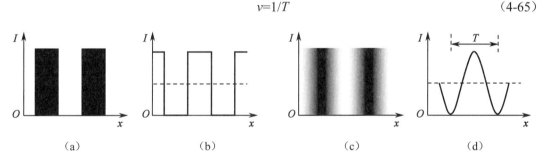

图 4-46　黑白条栅及其光亮度分布
（a）矩形波光栅；（b）矩形波光栅的光亮度分布；（c）正弦光栅；（d）正弦光栅的光亮度分布

空间频率可以看成是每毫米内包含的亮暗线对数，相邻的亮线条和暗线条称为一个"线对"，因此，空间频率的单位为 1p / mm，即"线对 / 毫米"。也可以定义空间圆频率 ω，即：

$$\omega = 2\pi\nu \tag{4-66}$$

空间圆频率的单位为 rad / mm。

正弦光栅的亮暗对比度 M 定义为：

$$M = \frac{L_{\max} - L_{\min}}{L_{\max} + L_{\min}} \tag{4-67}$$

其中，$L_{\max}$ 为亮线条的最大光亮度，$L_{\min}$ 为暗线条的最小光亮度。对比度 M 也称为调制度，其值 $M \leqslant 1$。

一般情况下，正弦光栅的光亮度分布 $L(x)$ 是由一个均匀的背景亮度 L_0 加上振幅为 L_a 的正弦分布曲线来表示，如图 4-47 所示，其光亮度分布的表达式为：

$$L(x) = L_0 + L_a \sin 2\pi\nu x = L_0 \left(1 + \frac{L_a}{L_0} \sin \omega x \right) \tag{4-68}$$

笔记

其中，各光亮度值之间的关系如下：

$$L_{\max} = L_0 + L_a$$

$$L_{\min} = L_0 - L_a$$

代入公式（4-67），可得正弦光栅的对比度：

$$M = L_a/L_0 \tag{4-69}$$

若设 $L_0=1$，则公式（4-68）可写成：

$$L(x) = 1 + M \sin \omega x \tag{4-70}$$

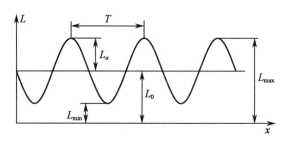

图 4-47　正弦光栅的光亮度分布

（二）光学传递函数（OTF）

在大多数情况下，光学系统满足线性和空间不变性条件。所谓线性系统是指能够满足"叠加原理"的系统，即对系统输入 N 个激励函数，则系统输出 N 个响应函数。如果把 N 个激励函数相叠加后输入到系统中去，系统输出的必定是与之相应的 N 个响应函数的叠加。线性系统的优点在于对任一个复杂的输入函数的响应，均能由输入函数分解成的许多"基元"激励函数的响应表示出来。所以，线性光学系统对一个复杂物面函数的响应，可以用物面函数分解成的许多正弦函数的响应表示出来。

所谓空间不变性，就是指物面上不同的物点在像面上有相同形状的光能分布。显然，实际光学系统不可能在整个像面上成像质量完全一致，但在每个像点周围一定区域内，可认为近似符合空间不变性。所以，实际光学系统在这些区域内是一个空间不变的线性系统，它的成像特性完全可以由光学传递函数反映出来。

当以一个正弦光栅的亮度分布作为物面，经过这样的一个空间不变的线性光学系统成像时，若不考虑光学系统的衍射影响和对光的吸收、反射损失，可认为理想像的对比度和物面光栅完全相同。实际上，由于像差的存在和衍射的作用，实际像的对比度要比理想像的对比度低，此时，两者的背景亮度 L_0' 是一样的。如图 4-48（a）所示，实线代表理想像的亮度分布，虚线代表实际像的亮度分布。实际成像后亮线条会变暗，而暗线条会变亮一些，实际像的对比度为：

$$M' = L_b'/L_0'$$

而且有 $M' \leqslant M$，实际像的对比度下降程度与光学系统的成像质量有关。由于 M 和 M' 都是空间频率的函数，因此，光学系统的对比度传递特性定义为：

$$T(v) = \frac{M'(v)}{M(v)} \tag{4-71}$$

其中，$T(v)$ 称为调制传递函数（modulation transfer function，MTF），数值在 0～1 之间。$T(v)$ 值小于 1，并不表示光能的损失，而是体现了光能分布的改变。例如，在图 4-48（a）中，亮线条亮度降低的光能量，正好等于暗线条亮度增加的光能量。

正弦光栅物面成像后，像面上除了对比度降低外，还可能产生相位移动。所谓相位移动，是指实际光栅像的位置不在理想像的位置上，而是沿 x 轴方向平移了一段距离，如图 4-48（b）所示，该移动量可用弧度值表示为正弦光栅像的相位变化，其中的虚线就是相位移动 θ 弧度后的正弦光栅像，该现象称为光学系统的"相位传递"。由于相位移动也是随空间频率 v 的不

笔记

同而变化,因此,称为光学系统的相位传递函数(phase transfer function,PTF),记为 $\theta(v)$ 。

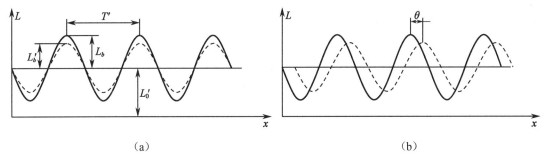

图 4-48　正弦光栅的实际像(虚线)与理想像(实线)的光亮度对比
(a)对比度传递特性;(b)相位传递特性

当正弦光栅成像时,在幅值(或对比度)和相位上同时发生了变化,光学系统的成像作用与数学上一个复函数对正弦函数的作用相类似,可以表示为:

$$OTF(v) = T(v)\, e^{-i\theta(v)} \tag{4-72}$$

其中,$OTF(v)$ 就是光学传递函数,它由调制传递函数 $T(v)$ 和相位传递函数 $\theta(v)$ 共同组成。由于相位传递函数 $\theta(v)$ 一般不影响像的清晰度,因此,实际用的都是调制传递函数 $T(v)$ 。

图 4-49 是计算得到的双胶合望远物镜(见表 4-3)的调制传递函数曲线,横坐标为空间频率,从曲线变化趋势上看,可以肯定,任意一个视场都存在一个截止频率,高于这一频率的正弦条栅,其像的对比度都等于零,即成为一片均匀亮度的背景。因此,光学系统对空间频率的传递作用类似于一个低通线性滤波器。

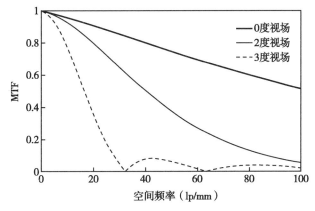

图 4-49　双胶合望远物镜的调制传递函数曲线

综上所述,一个光亮度呈正弦分布的物面,经光学系统后,所成像的对比度变化了 $T(v)$ 倍,同时相位移动了 $\theta(v)/2\pi v$ 。$T(v)$ 称为调制传递因子,由于衍射和光学系统残余像差的作用导致 $T(v)<1$ 。$\theta(v)$ 则称为相位传递因子,由于光学系统的非对称残余像差使得 $\theta(v)\neq 0$ 。调制传递因子和相位传递因子随空间频率变化的函数关系称为光学系统的调制传递函数和相位传递函数,它们共同构成了光学传递函数。任何一个光学系统都存在着截止空间频率,高于这一频率的物面空间频率信息都将无法被传递。

光学传递函数反映了光学系统对物体不同空间频率成分的传递能力。一般来说,高频部分反映对物体细节的传递情况,中频部分反映对物体层次的传递情况,低频部分则反映对物体轮廓的传递情况。下面简要介绍两种利用 MTF 来评价光学系统成像质量的方法。

(三)利用 MTF 曲线来评价成像质量

MTF 表示各种不同空间频率的物面信息经光学系统成像后,其对比度的衰减程度。当

笔记

某一频率的对比度下降到零时，说明该频率的光亮度分布已无明暗变化，即该频率被截止。利用 MTF 评价成像质量，已经取得了与实际比较接近的效果，除了畸变之外，MTF 能够起到反映出其他所有像差的作用。

对比图 4-50 中两个光学系统（Ⅰ和Ⅱ）的 MTF 曲线，曲线Ⅰ的截止频率较曲线Ⅱ小，但曲线Ⅰ在低频部分的 MTF 值较曲线Ⅱ高。不能轻易判断这两个光学系统哪个更好，需要根据光学系统的实际使用要求来分析。若光学系统作为目视系统来使用，由于人眼的对比度阈值大约为 0.03，当 MTF 曲线下降到 0.03 时，系统Ⅱ的空间频率大于曲线Ⅰ，说明系统Ⅱ作为目视系统会有较高的分辨率。若光学系统作为摄影系统来使用，且要求 MTF 值大于 0.3，此时系统Ⅰ对低频部分的传递能力较强，能拍出层次更加分明的对比图像。因此，在实际评价成像质量时，不同的使用目的，对 MTF 的要求是不一样的。

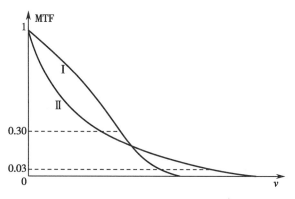

图 4-50 用调制传递函数曲线比较光学系统性能

上述方法只反映了 MTF 曲线上的少数几个点或局部区域的情况，没有反映 MTF 曲线的整体情况。从理论上可以证明，像点的中心点亮度与 MTF 曲线所围的面积相关。MTF 所围的面积越大，表明光学系统所能传递的信息量越多，光学系统的成像质量越好，像点越清晰。

图 4-51（a）的阴影部分为 MTF 曲线所围的面积，在一定的截止频率范围内，只有获得较大的 MTF 值，光学系统才能传递较多的信息。图 4-51（b）的阴影部分为两条曲线所围的面积，曲线Ⅰ是光学系统的 MTF 曲线，曲线Ⅱ是图像探测器的对比度探测阈值，对比度低于该阈值曲线将无法被探测器接收。这两条曲线所围的面积越大，表明光学系统的整体成像质量越好。两条曲线的交点处是光学系统和图像探测器能够有效工作的极限空间频率，该评价方法兼顾了探测器的实际性能。

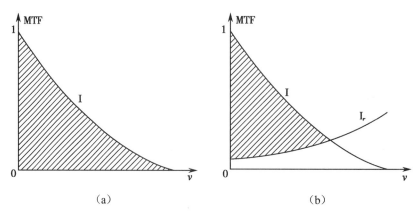

笔记

图 4-51 用调制传递函数曲线积分来评价成像质量
（a）不考虑探测器的对比度探测阈值；（b）同时考虑探测器的对比度探测阈值

六、其他像质评价方法

前面讨论了 5 种最常用的像质评价方法。其中，中心点亮度和瑞利判断，由于要求严格，仅适用于小像差系统；分辨率和点列图方法要考虑像差对成像质量的影响程度，仅适用于大像差系统，不适用于像差校正到衍射极限的小像差系统；光学传递函数虽然同时适用于大、小像差系统，但它仍然不能全面评价一个成像系统的所有性能。因此，对任何光学系统进行像质评价，往往需要综合使用多种评价方法。下面再简要介绍另外几种常用的像质评价方法。

在现代光学设计中，经常使用两种基于几何光学的像质评价方法：光程差曲线和像差特征曲线。光程差曲线描述了在特定波长下，物点发出的不同孔径的光线到达高斯像面时与近轴理想光线的光程差。像差特征曲线则描述了在特定波长下，物点发出的不同孔径的光线到达高斯像面时偏离理想像点的距离。这两种方法结合点列图，有助于更全面地了解系统成像质量。

像质要求非常高的光学系统，其像差一般要校正到衍射极限，此时使用几何光学方法往往得不到准确的评价结果，必须采用基于衍射理论的像质评价方法。除了中心点亮度、瑞利判断等方法外，点扩散函数（pointspread function，PSF）也是基于衍射理论的像质评价方法。点扩散函数是指一个理想的几何物点，经光学系统成像后，像点能量的二维分布情况，通常采用快速傅里叶变换（fast Fourier transform，FFT）算法进行近似计算，根据计算得到的像点能量的集中或分散程度，可以评价光学系统的成像质量，以及判断光学系统的性能是否与图像探测器的性能相匹配。之前在介绍斯特列尔判断时提到的圆孔衍射光斑的能量分布实际就是光学系统的 PSF。实际物面远比单个物点要复杂，光学系统对物面成像时，其效果类似于像面上 PSF 阵列的总和，数学上用 PSF 与物面光强分布函数的卷积来模拟像面。

（厉以宇）

二维码 4-10
扫一扫，测一测

第 五 章

光度学与色度学基础

本章学习要点

- 掌握：光度学量；光传播中的光度学量变化；颜色的概念、分类和特性。
- 熟悉：辐射度学量；成像系统像面的光照度。
- 了解：颜色混合和匹配。

关键词 光度学 视见函数 光亮度 色度学 颜色

前面，我们研究光学系统的成像规律时，只是研究了光能（辐射能）传播方向的问题，而没有讨论光学系统中光能传输的数量问题。从能量的观点看，光线从光源（发光体）发出，经过大气等中间介质、光学系统，最后传递到接收器（如人眼、感光底片、光电元件等）的过程是一个能量传递的过程。研究可见光的测试、计量和计算的学科称为"光度学"（photometry）。研究 X 线、紫外线、红外线以及其他电磁波辐射的测试、计量和计算的学科称为"辐射度学"（radiometry）。光度学是辐射量度学的一部分或特例，光度学中的光是指可见光。光度学和辐射量度学两者在研究方法上和概念上基本相同，光度学中的量和辐射量度学中的量是一一对应的。

应该指出，光度学并不是几何光学的一部分。但是在许多实际情况下，几何光学的模型可以作为研究光度学的基础。在光度学中，我们把光看做是沿光线进行的能量流，并且遵守能量守恒定律，即光束的任一截面在单位时间内所通过的能量为一常数。

本章前三节将介绍有关光度学的基本知识。

光和颜色密切相关，人眼能对可见光做出选择性反应，从而产生色觉。而"色度学"（colorimetry）是对颜色刺激进行测量、计算和评价的学科。为了能在《视光学》等后继课程中更好地讨论有关人眼的光觉和色觉问题，本章的后二节将介绍有关色度学的基本知识。

第一节　辐射度学量与光度学量

在光学中，与能量有关的量有两类：一类是物理量，称为辐射度学量；另一类是生理量，称为光度学量。下面作一些基本介绍。

一、立体角

立体角在光度学中是一个常用的几何量。发光体是在它周围一定空间内辐射能量的，因此，有关辐射能量的讨论和计算问题，将是一个立体空间问题。把整个空间以某一点为中心，划分成若干立体角。立体角的定义是：一个任意形状的封闭锥面 dS 所包含的空间称为立体角，用 $d\Omega$ 表示，如图 5-1 所示。

笔记

$$\mathrm{d}\Omega = \frac{\mathrm{d}S}{r^2} \qquad (5\text{-}1)$$

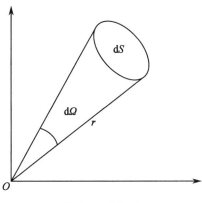

图 5-1 立体角

立体角的单位为球面度（sr）。即以锥顶为球心，以 r 为半径作一圆球，如锥面在圆球上所截面积等于 r^2，则该立体角为 1"球面度"(sr)。

对图 5-1 中的 O 点来讲，其对四周整个空间所张的立体角，可由式（5-1）求出。由于整个球面的面积为 $4\pi r^2$，因此，对于整个空间有：

$$\Omega = \frac{4\pi r^2}{r^2} = 4\pi$$

即整个空间等于 4π 球面度。

二、辐射通量

一个辐射体辐射的强弱，可以用单位时间内该辐射体所辐射的总能量表示，称为"辐射通量"，用符号 Φ_e 表示，它的单位就是功率的单位，用瓦特（焦耳 / 秒）来度量。实际上，辐射通量就是辐射体的辐射功率。

任何一种辐射都是由一定波长范围内的各种波长的辐射所组成，而每种波长的辐射通量可能各不相同。设 $\Phi_{e\lambda}$ 为辐射通量随波长变化的函数，则总的辐射通量为：

$$\Phi_e = \int_0^\infty \Phi_{e\lambda} \, \mathrm{d}\lambda \qquad (5\text{-}2)$$

三、辐射强度

为了表示辐射体在不同方向上的辐射特性，我们在给定方向上取立体角 $\mathrm{d}\Omega$，在 $\mathrm{d}\Omega$ 范围内的辐射通量为 $\mathrm{d}\Phi_e$，如图 5-2 所示。我们把 $\mathrm{d}\Phi_e$ 与 $\mathrm{d}\Omega$ 之比称为辐射体在该方向上的"辐射强度"，用符号 I_e 表示：

$$I_e = \frac{\mathrm{d}\Phi_e}{\mathrm{d}\Omega} \qquad (5\text{-}3)$$

辐射强度的单位为瓦 / 球面度（W/sr）。

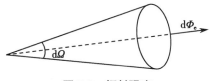

图 5-2 辐射强度

辐射通量 Φ_e 和辐射强度 I_e 只表示光源元面积在单位时间内传送出的客观能量的多少，

但却没有反映出这些能量所能引起的人们的主观感觉——视觉的强度。实际上,不同波长的光的数量不相等的辐射通量可能引起相等的视觉强度,而相等的辐射通量的不同波长的光,却不能引起相等的视觉强度,因为人的眼睛对不同波长的光有不同的感光灵敏度。

为了研究客观的辐射通量与其在人眼所引起的主观感觉的强度之间的关系,首先必须了解眼睛对各种波长光的灵敏度。为此,下面讨论人眼的视见函数。

四、人眼的视见函数

当人眼从某一方向观察一个辐射体时,人眼视觉的强弱,不仅取决于辐射体在该方向上的辐射强度,同时还和辐射的波长有关。人眼只能对可见光产生视觉,并且对不同波长光的视觉敏感度也是不一样的。对黄绿光最敏感,对红光和紫光较差,对可见光以外的红外线和紫外线则全无视觉反应。为了表示人眼对不同波长辐射的敏感度差别,定义了一个函数 $V(\lambda)$,称为"视见函数"("光谱光视效率")。

把对人眼最灵敏的波长 $\lambda=555nm$ 的视见函数规定为 1,即 $V(555)=1$,其他波长 λ 的视见函数与 $V(555)$ 之比,作为该波长 λ 的视见函数 $V(\lambda)$,显然,$V(\lambda) \leqslant 1$。

不同人在不同观察条件下,视见函数略有差别,为统一起见,1971 年国际光照委员会(CIE)在大量测定基础上,规定了视见函数的国际标准。表 5-1 就是明视觉视见函数的国际标准。图 5-3 为相应的明视觉视见函数曲线。

表 5-1 明视觉视见函数的国际标准值

光线颜色	波长 /nm	V_λ	光线颜色	波长 /nm	V_λ
紫	400	0.0004	黄	580	0.8700
紫	410	0.0012	黄	590	0.7570
靛	420	0.0040	橙	600	0.6310
靛	430	0.0116	橙	610	0.5030
靛	440	0.0230	橙	620	0.3810
蓝	450	0.0380	橙	630	0.2650
蓝	460	0.0600	橙	640	0.1750
蓝	470	0.0910	橙	650	0.1070
蓝	480	0.1390	红	660	0.0610
蓝	490	0.2080	红	670	0.0320
绿	500	0.3230	红	680	0.0170
绿	510	0.5030	红	690	0.0082
绿	520	0.7100	红	700	0.0041
绿	530	0.8620	红	710	0.0021
黄	540	0.9540	红	720	0.001 05
黄	550	0.9950	红	730	0.000 52
黄	555	1.0000	红	740	0.000 25
黄	560	0.9950	红	750	0.000 12
黄	570	0.9520	红	760	0.000 06

有了视见函数就能比较两个不同波长的辐射体对人眼产生视觉的强弱。例如,人眼同时观察距离相同且在观察方向上辐射强度相等的两个辐射体 A 和 B,A 的波长为 600nm,B 为 500nm。由明视觉视见函数国际标准(表 5-1)或图 5-3 可得,$V(600)=0.631$,$V(500)=0.323$,即辐射体 A 对人眼产生的视觉强度大约为 B 的 2 倍。反之,若使两者对人眼产生相同的视觉强度,则 A 的辐射强度应该是 B 的 1/2。

笔记

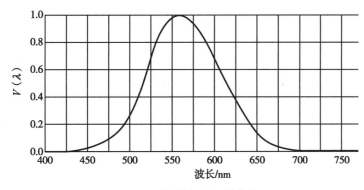

图 5-3　明视觉视见函数曲线

五、光通量

光通量即为能引起人眼光刺激（即视觉反应）的那一部分辐射通量。由于人眼的光刺激强弱不仅取决于辐射通量的绝对值，还取决于人眼的视见函数值，因此，光通量等于辐射通量 $\mathrm{d}\Phi_e$ 与视见函数 $V(\lambda)$ 的乘积，用 $\mathrm{d}\Phi$ 表示，有：

$$\mathrm{d}\Phi = C \cdot V(\lambda) \cdot \mathrm{d}\Phi_e \tag{5-4}$$

式中 $\mathrm{d}\Phi$ 是按人眼视觉强度来度量的辐射通量，称为"光通量"（luminous flux），它表征可见光对人眼的视觉刺激程度，其单位为流明（lm）。公式右边的常数 C 为单位换算常数，由 $\mathrm{d}\Phi$ 和 $\mathrm{d}\Phi_e$ 所采用的单位决定，下面将计算出 C 值。

六、发光强度

设一点光源向四周辐射光能，如果在某一方向上的微小立体角 $\mathrm{d}\Omega$ 内，辐射的光通量为 $\mathrm{d}\Phi$，我们把 $\mathrm{d}\Phi$ 与 $\mathrm{d}\Omega$ 的比值称为"发光强度"，用 I 表示。

$$I = \frac{\mathrm{d}\Phi}{\mathrm{d}\Omega} \tag{5-5}$$

发光强度表示在指定方向上光源发光的强弱，是光度学中的一个最基本的量，它和辐射强度是相对应的，有：

$$I = C \cdot V(\lambda) \cdot \frac{\mathrm{d}\Phi_e}{\mathrm{d}\Omega} = C \cdot V(\lambda) \cdot I_e \tag{5-6}$$

发光强度的单位为坎（德拉）（cd），其定义为：如果发光体发出的电磁波频率为 540×10^{12}Hz 的单色辐射（波长 λ=555nm），且在此方向上的辐射强度 I_e 为（1/683）W/sr；则发光体在该方向上的发光强度 I 为 1cd（坎德拉）。坎（德拉）是光度学中最基本的单位，也是七个国际基本计量单位之一。根据坎（德拉）的定义，把

$$V(555) = 1, I_e = (1/683)\,\mathrm{W/sr}, I = 1\,\mathrm{cd}$$

代入公式（5-6）得

$$C = 683\,(\mathrm{cd \cdot sr})/\mathrm{W}$$

把 C 代回公式（5-6）得

$$I = 683\,V(\lambda)I_e \tag{5-7}$$

以上公式中，辐射强度 I_e 以 W/sr 为单位，发光强度 I 以 cd 为单位。

由公式（5-5）可得：

$$\mathrm{d}\Phi = I\,\mathrm{d}\Omega \tag{5-8}$$

上式中，如果发光体在某方向上的发光强度为 1cd，则该发光体辐射在单位立体角内的光通量为 1lm，即：

$$1\mathrm{lm} = 1\mathrm{cd \cdot sr}$$

笔记

因此，可以把 C 表示为：

$$C = 683\,(\text{lm/W})$$

上式说明，对于波长为 555nm 的单色光辐射，1W 的辐射通量等于 683lm 的光通量；或者说，1lm 的光通量等于（1/683）W 的辐射通量。

可以利用光学系统大大地提高光源在某一方向上的发光强度。在探照灯中，照明方向上的发光强度可以达到上亿个坎（德拉）。

七、光照度

当光源发出的光通量投射到某一表面时，该表面被照明的亮暗程度用光照度 E 来度量。光照度定义为单位面积上所接受的光通量大小。设在某一被照明表面 A 点周围取微小面积元 $\mathrm{d}S$，它接收了 $\mathrm{d}\Phi$ 光通量，则 $\mathrm{d}\Phi$ 与 $\mathrm{d}S$ 之比称为 A 点处的"光照度"，用下式表示：

$$E = \frac{\mathrm{d}\Phi}{\mathrm{d}S} \tag{5-9}$$

在均匀照明情况下，上式表示为：

$$E = \frac{\Phi}{S} \tag{5-10}$$

光照度 E 表示被照明的表面单位面积上所接收的光通量。它们的单位是勒克斯（lx）。1 lx 等于 $1\mathrm{m}^2$ 面积上发出或接收 1lm 的光通量。即 $1\mathrm{lx} = 1\mathrm{lm/m}^2$。

在各种工作场合，需要有适当的光照度才有利于工作的进行。表 5-2 列出了一些典型情况下希望达到或所能达到的光照度值。

表 5-2　一些典型情况下的光照度值

场合	光照度（lx）	场合	光照度（lx）
观看仪器示值	30～50	太阳直照时的地面照度	10 万
一般阅读及书写	50～75	判别方向所必需的照度	1.0
精细工作（如修表等）	100～200	满月在天顶时的地面照度	0.2
国标对数视力表的照度	200～300	无月夜地面的照度	3×10^{-4}
明朗夏日采光良好的室内	100～500	眼睛能感受的最低照度	1×10^{-9}

八、光亮度

当光源是点光源时，用发光强度的概念可以说明它的辐射特性。但实际的光源是有限面积的光源，而且其辐射特性在不同方向也不相同。光亮度则能表示发光表面不同位置和不同方向的发光特性。下面介绍光亮度的意义。

假定在发光面上 A 点周围取一个微小面积元 $\mathrm{d}S$，如图 5-4 所示。某一方向 AO 的发光强度为 I，且 $\mathrm{d}S$ 在垂直于 AO 方向上的投影面积为 $\mathrm{d}S_n$，则光亮度用下式表示：

$$B = \frac{I}{\mathrm{d}S_n} = \frac{I}{\mathrm{d}S \cdot \cos\alpha} \tag{5-11}$$

B 代表发光面上 A 点处在 AO 方向上的发光特性，它等于发光表面上某点周围的微面元在给定方向上的发光强度除以该微面元在垂直于给定方向的投影面积。

光亮度的单位为尼特（nt）。假定 $I = 1\mathrm{cd}$，$\mathrm{d}S_n = 1\mathrm{m}^2$，则光亮度 B 为 $1(\mathrm{cd/m}^2)$。因此，1 尼特（nt）定义为：

$$1\ \text{尼特} = 1\ \text{坎德拉/米}^2，\text{即}\quad 1\mathrm{nt} = 1\mathrm{cd/m}^2$$

光亮度还有一个更大的单位叫熙提（sb），定义为：

$$1\ \text{熙提} = 1\ \text{坎德拉/厘米}^2，\text{即}\quad 1\mathrm{sb} = 1\mathrm{cd/cm}^2 = 10^4\mathrm{nt}$$

笔记

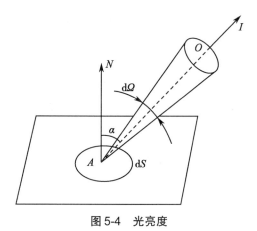

图 5-4　光亮度

一些实际光源的光亮度近似值见表 5-3 中。

表 5-3　一些实际光源的光亮度

光源名称	光亮度（sb）	光源名称	光亮度（sb）
在地球上看到的太阳	1.5×10^5	在地球上看到的满月表面	0.25
普通电弧	1.5×10^4	无月的夜空	1.0×10^{-8}
钨丝白炽灯灯丝	$(5\sim15)\times10^2$	人工照明下书写阅读时的纸面	10×10^{-3}
太阳照射下漫射的白色表面	3	白天的晴朗天空	0.5

九、光照度公式

假定点光源 A 照明一个微小的平面 $\mathrm{d}S$，如图 5-5 所示。$\mathrm{d}S$ 离开光源的距离为 l，其表面法线方向 ON 和照明方向成夹角 α，假定光源在 AO 方向上的发光强度为 I，则光源射入微小面积元 $\mathrm{d}S$ 内的光通量为：

$$\mathrm{d}\Phi=I\mathrm{d}\Omega \tag{a}$$

由图得到：

$$\mathrm{d}\Omega = \frac{\mathrm{d}S\cos\alpha}{l^2} \tag{b}$$

将式（b）代入式（a），得：

$$\mathrm{d}\Phi = I\frac{\mathrm{d}S\cos\alpha}{l^2}$$

根据光照度公式（5-9），则有：

$$E = \frac{\mathrm{d}\Phi}{\mathrm{d}S} = \frac{I\cos\alpha}{l^2} \tag{5-12}$$

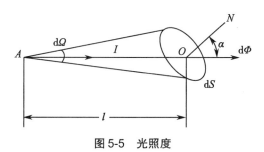

图 5-5　光照度

上式就是实际应用的光照度公式。从公式（5-12）看出，被照明物体表面的光照度和光源在照明方向上的发光强度 I 及被照明表面的倾斜角 α 的余弦成正比，而与距离的平方成反比。以上由点光源导出的公式,对于光源大小与距离 l 比较起来不大的情况,同样可以应用。在应用以上公式时,I 以坎为单位,l 以米为单位,E 的单位为勒克斯。

上述的光照度公式常用来测量光源的发光强度。如图 5-6 所示,假定 A_1 为一个已知发光强度为 I_1 的标准光源,A_2 是一个待测光源,设它的发光强度为 I_2,用它们来照明两个同样的表面,改变两光源到照射表面的距离 l_1 和 l_2,当我们看到两表面的光照度相等时,以下关系显然成立:

$$\frac{I_1 \cos\alpha}{l_1^2} = \frac{I_2 \cos\alpha}{l_2^2}$$

或写成:

$$\frac{I_1}{I_2} = \frac{l_1^2}{l_2^2}$$

根据已知的 l_1,并测出 l_1 和 l_2,代入上式即可求得待测光源的发光强度 I_2。

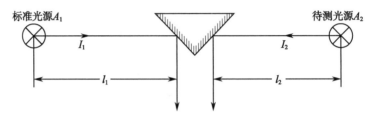

图 5-6　测量光源发光强度的示意图

十、发光强度余弦定律

大多数均匀发光的物体,不论其表面形状如何,在各个方向上的光亮度都近似一致。例如,太阳虽然是一个圆球,但我们看到在整个表面上中心和边缘都一样亮,和看到一个均匀发光的圆形平面相同,这说明太阳表面各方向的光亮度是一样的。下面讨论当发光体在各方向的光亮度相同时,不同方向上的发光强度变化规律。

假定发光微面元 dS 在与该微面元垂直方向上的发光强度为 I_0,如图 5-7 所示。设发光体在各方向上的光亮度一致,根据光亮度公式(5-11)有:

$$B = \frac{I_0}{dS} = \frac{I}{dS \cdot \cos\alpha}$$

由上式得:

$$I = I_0 \cdot \cos\alpha \tag{5-13}$$

上式就是发光强度余弦定律,又称"朗伯定律"。该定律可用图 5-8 表示。符合余弦定律的发光体称为"余弦辐射体"或"朗伯辐射体"。

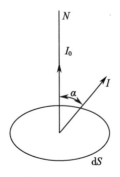

图 5-7　I 和 I_0 方向与 dS 法线示意图

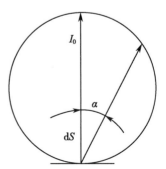

图 5-8　朗伯定律

笔记

下面根据发光强度的余弦定律，求发光微面发出的光通量。

假定发光面的光亮度为 B，面积为 dS，如图5-9所示。求它在半顶角为 u 的圆锥内所辐射的总光通量。

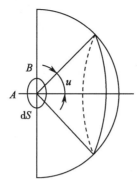

图5-9　求发光微面发出的光通量

对式（5-8）进行积分，得：

$$\Phi = \int_0^\Omega I \, d\Omega \qquad (c)$$

根据发光强度的余弦定律有：

$$I = I_0 \cdot \cos\alpha \qquad (d)$$

以 A 为球心，以 r 为半径作球面，在球面上取一个 $d\alpha$ 的环带，它所对应的立体角 $d\Omega$，根据立体角的定义得：

$$d\Omega = -2\pi d\cos\alpha \qquad (e)$$

将式（d）和式（e）一并代入式（c），则有：

$$\Phi = -\pi \int_0^u I_0 2\cos\alpha \, d\cos\alpha = -\pi \int_0^u I_0 d\cos^2\alpha$$

由此得到：

$$\Phi = \pi I_0 (1-\cos^2 u) = \pi B \cdot dS \cdot \sin^2 u \qquad (5\text{-}14)$$

如果发光面为单面发光，则发光物体发出的总光通量 Φ，相当于以上公式中 $u=90°$，则得：

$$\Phi = \pi B \cdot dS \qquad (5\text{-}15)$$

如发光面为两面发光，则：

$$\Phi = 2\pi B \cdot dS \qquad (5\text{-}16)$$

第二节　光传播中的光度学量变化

上一节介绍了光度学的基本知识，现在我们讨论光线在光学系统中传播的光能问题。主要研究光束在传播中光束光亮度变化的规律，分别对光束在均匀透明介质中传播和在两介质分界面上的折射和反射等三种情况加以研究。

一、均匀透明介质情形

假定 A_1A_2 直线为均匀透明介质中的一条光线，如图5-10所示。我们讨论该光线上的任意两点 A_1 和 A_2 在光线进行方向上的光亮度 B_1 和 B_2 之间的关系。在 A_1 和 A_2 两点垂直于光线的方向上分别取两个微面元 dS_1 和 dS_2。dS_1 输入到 dS_2 内的光通量为 $d\Phi_1$。

根据公式（5-11），且 $\alpha=0°$，有：

$$d\Phi_1 = B_1 \cdot dS_1 \cdot d\Omega_1 = B_1 dS_1 \frac{dS_2}{l^2}$$

式中 l 为 dS_1 和 dS_2 的距离。

二维码5-3
PPT　第五
章第二、三节

笔记

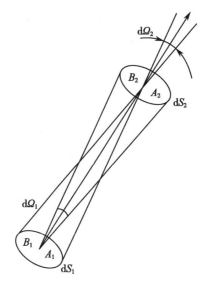

图 5-10　光度学量在均匀透明介质中传播的情形

同理得到从 dS_2 射出的光通量 $d\Phi_2$ 为：

$$d\Phi_2 = B_2 \cdot dS_2 \cdot d\Omega_2 = B_2 dS_2 \frac{dS_1}{l^2}$$

假定不考虑光能损失，则从 dS_1 输入到 dS_2 所射出的光通量应该等于 dS_2 所射出的光通量，即：

$$d\Phi_1 = d\Phi_2$$

由此得到：

$$B_1 = B_2 \tag{5-17}$$

根据以上讨论可以得到如下结论：在均匀透明介质中，如果不考虑光能损失，则位于同一条光线上的各点，在光线进行的方向上光亮度不变。

二、折射情形

假定 AO 光线通过两介质的分界面 P 折射后进入第二种介质，如图 5-11 所示。以 O 点为球心，以 r 为半径作一球面，在球面上取一微面 $ABCD$，所对应的立体角为 $d\Omega_1$，由图得到：

$$d\Omega_1 = \frac{dS_1}{r^2} = \frac{r\sin i_1 d\varphi r di_1}{r^2} = \sin i_1 di_1 d\varphi$$

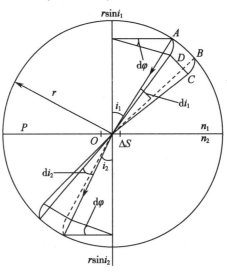

图 5-11　光度学量在折射情形下的变化

笔记

假定入射光束的光亮度为 B_1，在介质分界面上 O 点附近取一微面 ΔS，设 ΔS 位于折射率为 n_1 的第一种介质内，则通过 ΔS 输出的光通量根据公式 (5-11) 有：

$$\mathrm{d}\varPhi_1 = B_1 \Delta S \cos i_1 \mathrm{d}\varOmega_1 = B_1 \Delta S \cos i_1 \sin i_1 \mathrm{d}i_1 \mathrm{d}\varphi$$

也可以把 ΔS 看做位于折射率为 n_2 的介质内，并设它的光亮度为 B_2。假定 $\mathrm{d}\varOmega_1$ 经过折射以后对应的立体角为 $\mathrm{d}\varOmega_2$，同理可以找到与 $\mathrm{d}\varOmega_1$ 相似的计算式：

$$\mathrm{d}\varOmega_2 = \sin i_2 \mathrm{d}i_2 \mathrm{d}\varphi$$

由 ΔS 输出的光通量为：

$$\mathrm{d}\varPhi_2 = B_2 \Delta S \cos i_2 \mathrm{d}\varOmega_2 = B_2 \Delta S \cos i_2 \sin i_2 \mathrm{d}i_2 \mathrm{d}\varphi$$

无论把 ΔS 看做位在 n_1 介质内还是位在 n_2 介质内，它所输出的光通量应该相同，即 $\mathrm{d}\varPhi_1 = \mathrm{d}\varPhi_2$。将 $\mathrm{d}\varPhi_1$ 和 $\mathrm{d}\varPhi_2$ 的公式代入上述等式，得：

$$B_1 \Delta S \cos i_1 \sin i_1 \mathrm{d}i_1 \mathrm{d}\varphi = B_2 \Delta S \cos i_2 \sin i_2 \mathrm{d}i_2 \mathrm{d}\varphi$$

上式可改写为：

$$\frac{B_2}{B_1} = \frac{\cos i_1 \sin i_1 \mathrm{d}i_1}{\cos i_2 \sin i_2 \mathrm{d}i_2} \tag{f}$$

根据折射定律：

$$n_1 \sin i_1 = n_2 \sin i_2 \tag{g}$$

有：

$$\frac{\sin i_1}{\sin i_2} = \frac{n_2}{n_1} \tag{h}$$

微分式 (g)，得：

$$n_1 \cos i_1 \mathrm{d}i_1 = n_2 \cos i_2 \mathrm{d}i_2$$

上式可改写为：

$$\frac{n_2}{n_1} = \frac{\cos i_1 \mathrm{d}i_1}{\cos i_2 \mathrm{d}i_2} \tag{i}$$

将式 (h)、(i) 代入式 (f)，得：

$$\frac{B_2}{B_1} = \frac{n_2^2}{n_1^2}$$

上式可改写为：

$$\frac{B_2}{n_2^2} = \frac{B_1}{n_1^2} \tag{5-18}$$

当光线处在同一种介质中，即 $n_1 = n_2$ 时，$B_2 = B_1$。这就是前面曾得到的结论，即 (5-17) 式。

三、反射情形

反射可以看成是 $n_2 = -n_1$ 的折射，代入公式 (5-18)，得：

$$B_2 = B_1$$

由此可以看到，光束在均匀介质中传播，或在两种介质的分界面上反射时，光亮度变化都可看成是折射时的特例。因此，可以写出以下普遍关系式：

$$\frac{B_1}{n_1^2} = \frac{B_2}{n_2^2} = \cdots\cdots = \frac{B_k}{n_k^2} = L_0 \tag{5-19}$$

不论光束经过任意次折射、反射，或者在均匀介质中传播，上式永远成立。我们称式中的 L_0 为"折合光亮度"。当光束位于空气中时，即 $n=1$，折合光亮度和实际光亮度相等。

以上关系可以表达如下：如果不考虑光束在传播中的光能损失，则位于同一条光线上的所有各点，在该光线传播方向上的折合光亮度不变。

笔记

在理想成像时，由于物点 A 发出的光线均通过像点 A'，因此物和像的光亮度 B 和 B' 之间的关系可由式（5-19）得：

$$B' = B\left(\frac{n'}{n}\right)^2 \tag{5-20}$$

如图 5-12 所示，n 和 n' 分别为物、像空间介质的折射率，当物、像空间折射率相同时，则：

$$B'=B$$

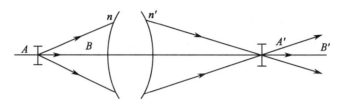

图 5-12 物与像光亮度的关系

在实际光学系统中，必须考虑光能损失，则公式（5-20）表示为：

$$B' = \tau B\left(\frac{n'}{n}\right)^2 \tag{5-21}$$

式中 τ 称为光学系统的透过率。显然 τ 永远小于 1。因此，当系统物像空间介质相同时，像的光亮度永远小于物的光亮度。

第三节 成像系统像面的光照度

对于许多实际应用的光学系统来说，往往需要知道像平面的光照度。例如照相机，当曝光量相同时，底片上的感光度就取决于底片上像的光照度。

一、轴上点的光照度公式

假定物平面上轴上物点 A 的光亮度为 B，且各方向上光亮度相同，相应的像平面上 A' 点的光亮度为 B'，如图 5-13 所示，像平面上光轴周围微小面积元 $\mathrm{d}S'$ 所输出的光通量，根据公式（5-14）有：

$$\Phi' = \pi B' \cdot \mathrm{d}S' \cdot \sin^2 u'_{\max}$$

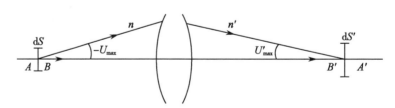

图 5-13 轴上点的光照度公式

由此得到光轴周围像平面的光照度公式如下：

$$E'_0 = \frac{\Phi'}{\mathrm{d}S'} = \pi B' \cdot \sin^2 u'_{\max} \tag{5-22}$$

将物像之间光亮度关系公式（5-21）代入上式，则有：

$$E'_0 = \tau \pi B \cdot \left(\frac{n'}{n}\right)^2 \sin^2 u'_{\max} \tag{5-23}$$

在物空间和像空间折射率相等的情况下，将 $n'=n$ 代入上式得：

笔记

$$E_0' = \tau \pi B \sin^2 u_{max}'$$
$$(5-24)$$

以上公式中，B 以尼特（nt）（坎德拉 / 米^2）为单位，E_0' 以勒克斯（lx）为单位。

二、轴外像点的光照度公式

上面得出了轴上像点的光照度公式，如果知道了轴上点和轴外点的光照度之间的关系，就可以求得轴外点的光照度。假定物平面的光亮度是均匀的，并且轴上点和轴外点对应的光束截面积相等，即不存在斜光束渐晕，如图 5-14 所示。

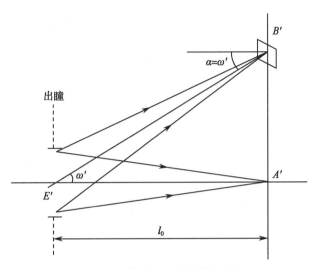

图 5-14　轴外像点的光照度公式

二维码 5-4
动画　轴外像点的光照度公式

由上图可以看到，像平面上每一点对应的光束都充满了整个出瞳，光学系统的出瞳好像是一个发光面，照亮了像平面上的每一点。出瞳射向像平面上不同像点的光束，是由物平面上不同的对应点发出的。如果物平面的光亮度是均匀的，则出瞳射向不同方向的光束光亮度也是相同的。假定出瞳的直径和出瞳离开像平面的距离比较起来不大，即光束孔径角较小，则可以近似应用光照度公式（5-12）表示像平面光照度：

$$E' = \frac{I \cos \alpha}{l^2}$$

式中 α 即为像方视场角 ω'。

由图可以看到，像平面上轴外点的光照度一定小于轴上点的光照度，因为：

第一，由于轴外光束倾斜以后，出瞳在光束垂直方向上的投影面积减小。根据公式（5-13）有：

$$I = I_0 \cos \omega'$$

因此，轴外点的发光强度比轴上点的发光强度 I_0 小。

第二，照明距离比轴上点的照明距离增加，其关系为：

$$l = \frac{l_0}{\cos \omega'}$$

将以上关系代入光照度公式（5-13），则得到：

$$E' = \frac{I_0 \cos \omega' \cos \omega'}{\left(\dfrac{l_0}{\cos \omega'} \right)^2} = \frac{I_0}{l_0^2} \cos^4 \omega'$$

根据公式（5-13），当 $\alpha = 0°$ 时，$E = \dfrac{I}{l^2}$，显然，轴上点光照度 $E' = \dfrac{I_0}{l_0^2}$。由此得到：

笔记

$$\frac{E'}{E'_0} = \cos^4 \omega' \tag{5-25}$$

上式说明：在没有斜光束渐晕时，随着像方视场角 ω' 的增加，像平面光照度按 $\cos\omega'$ 的四次方降低。表 5-4 是不同 ω' 对应的 E'/E'_0 值。

表 5-4 不同视场角 ω' 对应的 E'/E'_0 值

ω'	0°	10°	20°	30°	40°	50°	60°	70°	80°	90°
E'/E'_0	1.000	0.941	0.780	0.563	0.344	0.171	0.063	0.014	0.001	0.000

由表 5-4 中看到，当像方视场角 ω' 达到 60° 时，边缘光照度不到视场中央的 10%。这是设计 100°～120° 特广角照相物镜时所遇到的主要困难之一。

在实际光学系统中，往往存在斜光束渐晕现象。假定斜光束的通光面积和轴向光束的通光面积之比为 K，则：

$$\frac{E'}{E'_0} = K \cos^4 \omega' \tag{5-26}$$

在一般系统中，K 均小于 1。因此，像平面边缘光照度下降得更快。

第四节 颜色的概念和分类

二维码 5-5
PPT 第五章第四、五节

由于人眼能对可见光波长范围的辐射作出选择性反应，从而产生色觉。色觉是人眼视觉功能的一个重要组成部分，它涉及光学、光化学、视觉生理、视觉心理等方面的问题，因此，要想对它进行度量就变得很复杂也很困难。色度学就是一门以光学、视觉生理、视觉心理、心理物理等学科为基础的综合性科学，它把主观的颜色感知和客观的物理刺激联系起来，研究颜色的感觉、计算、测量、判别，和颜色再现理论及其技术的一门学科。现代色度学已初步解决了对颜色作定量描述和测量的问题。自 1931 年 CIE 色度学系统建立至今，色度学已取得了巨大的成绩，它的理论指导着彩色影视、彩色印染、交通、通讯、照明技术等行业部门的工作，各种各样的测色仪器都在产品检验和生产质量控制中得到了广泛的应用。本节和下一节将对色度学中的一些基本知识作一简单介绍。

一、颜色的概念

颜色与光波长密切相关，颜色视觉正常的人在光亮条件下能看到的各种颜色从长波一端向短波一端的顺序是红色、橙色、黄色、绿色、青色、蓝色和紫色。表 5-5 是各种颜色与波长的对应关系。

表 5-5 各种颜色与波长的对应关系

颜色	红	橙	黄	绿	青	蓝	紫
波长范围 /nm	760～630	630～600	600～570	570～500	500～450	450～430	430～390

由于颜色是随波长连续变化的，上述各种颜色的分界线带有人为约定的性质。

颜色和波长的关系并不是完全固定的，光谱上除了三点，即 572nm（黄）、503nm（绿）和 478nm（蓝）是不变的颜色外，其他颜色在光强增加时都略向红色或蓝色变化。颜色随光强度而变化的现象叫做贝楚德 - 朴尔克效应。

人眼的波长分辨力，在光谱中部较高，尤其是在蓝绿色 490nm 和黄色 590nm 左右分辨力最强，590nm 附近约为 1nm，见图 5-15。人眼的波长分辨力随光强而改变，当视网膜照度增到 3000 楚兰德时，580nm 处分辨力可达 0.4nm。波长分辨力随视场的增大而升高，10° 视

笔记

场的波长分辨力比 2° 视场高 3 倍。2° 视场时整个可见光谱上人眼能分辨出约 150 种颜色，而在 10° 视场时可以分辨出 400～500 种颜色。

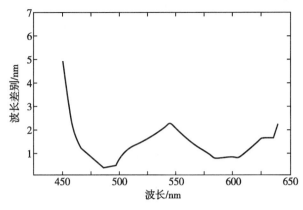

图 5-15　人眼的波长分辨力

二、颜色的分类和特性

颜色可分为彩色和非彩色两类。

（一）非彩色及其特性

非彩色指白色、黑色和各种深浅不同的灰色组成的系列，称为白黑系列。

当物体表面对可见光谱所有波长反射比都在 80% 甚至 90% 以上时，该物体为白色；其反射比均在 4% 以下时，该物体为黑色；介于白、黑两者之间的是各种不同程度的灰色。纯白色的反射比应为 100%，纯黑色的反射比应为 0。在现实生活中没有纯白、纯黑的物体。而只能是接近于纯白（如氧化镁）或接近于纯黑（如黑绒）。对发光物体来说，白黑的变化相当于白光的亮度变化，亮度高时人眼感到是白色，亮度很低时感到是灰色，无光时是黑色。非彩色只有明亮度的差异。

非彩色对光谱各波长的反射或透射没有选择性，所以它们是中性色。

（二）彩色及其特性

彩色是指黑白系列以外的各种颜色。

彩色有三种特性：明度、色调、彩度（又称饱和度）。

明度：指人眼对所观察物体的明暗程度感觉。发光物体的亮度愈高，则明度也愈高，也就是人眼感觉愈明亮。非发光物体的反射率愈高，它的明度也愈高。

色调：指彩色彼此相互区分的特性。可见光谱中不同波长的单色光具有不同的色调，如红、橙、黄、绿、青、蓝、紫等。发光物体的色调决定于它的光辐射的光谱组成。非发光物体的色调决定于照明光源的光谱组成和物体本身的光谱反射（透射）的特性，常以其光谱分布的主波长来加以区分。

彩度（饱和度）：是指彩色的纯洁性。可见光谱中的各种单色光是最纯（最饱和）的彩色。物体颜色的彩度决定于该物体的反射（或透射）光谱辐射的选择性程度。如果某物体对光谱中某一较窄波段的反射率很高。而对其他波长的反射很低或无反射，则表明它有很高的光谱选择性，这一物体颜色的彩度就高。

色调和彩度又合称为色品；是彩色的色度特征。

用一个三维空间纺锤体可以将颜色的三个基本特性表示出来，见图 5-16。立体的垂直轴代表明度的变化；圆周上的各点代表光谱上各种不同的色调（红、橙、黄、绿、蓝、紫等）；从圆周向圆心过渡表示饱和度逐渐降低。

颜色的这三种基本特性——明度、色调、饱和度（彩度）可以用一个三维空间的纺锤体来表示，称为颜色立体，如图 5-16 所示。在颜色立体中，垂直轴代表白灰黑系列的明度变化，顶端为白色，底端为黑色，中间是各种灰色的过渡。圆周上的各点代表光谱上各种不同的色调（红、橙、黄、绿、蓝、紫等）；从圆周向圆心过渡表示颜色的彩度逐渐降低，同时，从圆周沿锥面向上或向下过渡也表示彩度的降低。同一圆平面内各点的明度相同。要指出的是，该颜色立体只是一个理想化了的示意模型。在真实的颜色关系中，则用孟塞尔颜色系统来更精确地表示。

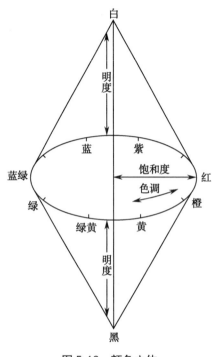

图 5-16　颜色立体

第五节　颜色混合和匹配

一、颜色混合与匹配实验

我们先来看一个实验，图 5-17 是一个颜色混合与匹配实验的示意图。用不同的颜色光（红、绿、蓝）照射在白色屏幕的同一位置上，光线经过屏幕的反射而达到混合，混合后的光线作用在视网膜上便产生一个新的颜色。其中红、绿、蓝三种颜色称为三原色。适当调节三原色灯光的强度比例，便能产生一个看起来与另一侧的颜色相同的混合色。利用三原色相混合而配出各种颜色的方法叫做颜色匹配。这个实验表明：不同的颜色光可以混合，并且利用颜色光相加可以实现颜色匹配。

颜色可以互相混合。根据其混合的方法和效果不同，可分为色光的混合和颜料的混合两种。前者称为颜色的相加混合，后者称为颜色的相减混合。这两种混合方法所得到的结果不同。

在光的混合中，将几种颜色光同时或快速先后刺激人眼，便产生不同于原来颜色的新的颜色感觉，这就是颜色的相加混合。这种由几种色光相混在一起而得到一种新的色光的视觉效果，也称为加色效应。

笔记

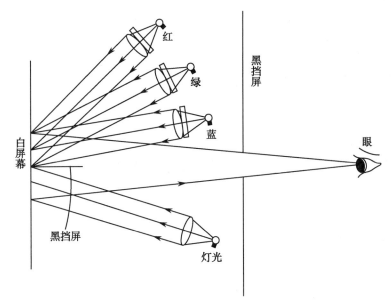

图 5-17 颜色混合与匹配实验示意图

在色光的相加混合中，光谱上各种颜色光相加混合产生白色光。这是因为色光的混合是光能量的增加，混合的色光越多，就越明亮而接近于白。

大量实验证明，选用红、绿、蓝三种色光作为混合的最基本颜色效果最好，而且这三种颜色相互独立，其中红光和蓝光分处光谱的两端，绿光正好处于光谱的中间，它们之间不能用其中的两种相混配出另一种，但是用这三种颜色按不同比例却能混合配出大多数颜色。因此，红、绿、蓝这三种颜色称为相加三基色（或称三原色）。

国际照明委员会（CIE）规定的标准配色实验用的比色计装置，就是利用颜色光的相加混合方法实现的。

二、格拉斯曼颜色混合定律

1854 年，格拉斯曼（H. Grassmann）将颜色混合现象总结成颜色混合定律：

1. 人的视觉只能分辨颜色的三种变化：明度、色调、饱和度。

2. 在由两个成分组成的混合色中，如果一个成分连续地变化，混合色的外貌也连续地变化。由这一定律导出两个定律：

（1）补色律：每一种颜色都有一个相应的补色。如果某一颜色与其补色以适当比例混合，便产生白色或灰色；如果两者按其他比例混合，便产生近似比重大的颜色成分的非饱和色。

（2）中间色律：任何两个非补色相混合，便产生中间色，其色调决定于两颜色的相对数量，其饱和度决定于两者在色调顺序上的远近。

3. 颜色外貌相同的光，不管它们的光谱组成是否一样，在颜色混合中具有相同的效果。换言之，凡是在视觉上相同的颜色都是等效的。由这一定律导出颜色的代替律。

代替律：相似色混合后仍相似。

两个相同的颜色各自与另外两个相同的颜色相加混合后，颜色仍相同。如果颜色 A= 颜色 B；颜色 C= 颜色 D，那么：

颜色 A+ 颜色 C= 颜色 B+ 颜色 D

两个相同的颜色，每个相应地减去相同的颜色，余下的颜色仍相同。如果颜色 A= 颜色 B；颜色 C= 颜色 D，那么：

笔记

颜色 A – 颜色 C = 颜色 B – 颜色 D

代替律表明,只要在感觉上颜色是相似的,便可以互相代替,所得的视觉效果是同样的。因而可以利用颜色混合的方法来产生或代替所需要的颜色。例如,设 A+B=C,如果没有 B,而 X+Y=B,那么 A+(X+Y)=C。这个由代替而产生的混合色与原来的混合色在视觉上具有相同的效果。

根据代替律,可以利用颜色混合方法来产生或代替各种所需的颜色。颜色混合的代替律是一条非常重要的定律,现代色度学就是建立在这一定律基础上的。

4. 混合色的总亮度等于组成混合色的各颜色光亮度的总和。这一定律叫做亮度相加律。

格拉斯曼定律是色度学的一般规律,适用于各种颜色光的相加混合,但不适用于染料或涂料的减光混合。

三、颜色匹配方程

表示颜色匹配的等式叫颜色方程。若以(C)代表被匹配颜色的单位,(R)、(G)、(B)代表产生混合色的红、绿、蓝三原色的单位。R、G、B、C 分别代表红、绿、蓝和被匹配色的数量。当实验达到两半视场匹配时,此结果可用下列方程表示为:

$$C(C) \equiv R(R) + G(G) + B(B) \tag{5-27}$$

式中"≡"号表示视觉上相等,即颜色匹配;方程中 R、G、B、C 为代数量,可为负值。

格拉斯曼定律指出两种光刺激的光谱分布不同,但是颜色外貌可以完全匹配。这种现象称为同色异谱现象,这样的两种光刺激叫做同色异谱色。

四、三刺激值

颜色匹配实验中选取三种颜色,由它们相加混合产生任意颜色,这三种颜色称为三原色。三原色可以任意选定,但三原色中任何一种原色不能由其余两种原色相加混合得到。最常用的是红、绿、蓝三原色。

在颜色匹配实验中,与待测色达到色匹配时所需要的三原色的数量称为三刺激值。也就是颜色匹配方程(5-27)式中的 R、G、B 值。一种颜色与一组 R、G、B 数值相对应,颜色感觉可以通过三刺激值来定量表示。任意两种颜色只要 R、G、B 数值相等,颜色感觉就相同。

在色度学中,三刺激值的单位(R)、(G)、(B)不是用物理量为单位,而是选用色度学单位,亦称三 T 单位。它的确定方法是:选一特定白光(W)作为标准,在颜色匹配实验中用选定的三原色(红、绿、蓝)相加混合与此白光(W)相匹配,如测得所需三原色光的光通量值(R)为 L_R 流明,(G)为 L_G 流明,(B)为 L_B 流明。则将比值 $L_R : L_G : L_B$ 定为三刺激值的相对亮度单位,即色度学单位。

(李宾中)

5-6

二维码 5-6
扫一扫,测一测

笔记

第 六 章

人眼的光学

本章学习要点

- 掌握：眼的屈光系统组成和光学特点；Gullstrand 精密模型眼和简化眼的主要参数；正视眼与非正视眼调节的特点；远点、近点与明视距离的概念；视角的概念、视角与视力的关系。
- 熟悉：眼的屈光系统光学参数的计算方法；Gullstrand 精密模型眼参数的推导方法；近视眼与远视眼光学矫正的原理；人眼波像差的概念；人工晶状体的屈光力计算方法。
- 了解：Gullstrand 简单模型眼的参数特点；人眼波像差的表达；视差角与立体视的关系。

关键词 眼的屈光系统 调节 视角 人工晶状体

第一节 人 眼 结 构

人眼是一个精密的成像光学仪器，是人观察外界事物和形成视觉的重要器官，它的结构如图 6-1 所示。

二维码 6-1
PPT 第六章第一节

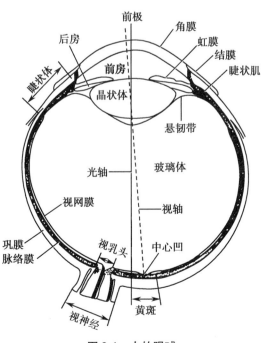

图 6-1 人的眼球

人眼近似为一球形,位于眼眶内。成年人正常情况下其前后径平均为 24mm,上下直径平均为 23mm。最前端突出于眼眶外 12～14mm,受眼睑的保护。眼球包括眼球壁、眼内腔和内容物、神经、血管等组织。人眼的光学作用主要是屈光和感光,前者就是在视网膜上成像,后者就是视网膜能够感觉像的存在。下面分别介绍。

一、人眼的屈光系统

(一)角膜

角膜(cornea)为眼球前部凸出的高度透明薄膜。角膜的组织学分为 5 层,分别为上皮细胞层、前弹力层、基质层、后弹力层和内皮细胞层。

实际上角膜中各层组织都有自己的折射率,由于各层组织中基质是最厚的,它的折射率占支配作用,所以有意义的折射率取 n_c=1.376。

正对角膜看为横椭圆形,成年男性角膜横径平均值为 11.04mm,女性为 10.05mm,竖径平均值男性为 10.13mm,女性为 10.08mm,3 岁以上儿童的角膜已接近成人。从侧截面看,根据 Gullstrand 精密模型眼的数据,角膜中央部的厚度 t_c=0.5mm,边缘比中央要厚。占角膜 1/3 的中央部分近似为球面,其前表面曲率半径值 r_{c1}=+7.7mm,后表面曲率半径值 r_{c2}=+6.8mm,其几何形状如同一个凹透镜。根据以上数据我们可以计算角膜的两个面屈光力 F_{c1}、F_{c2} 和总屈光力 F_c,角膜前空气折射率和角膜后房水的折射率分别为 n=1 和 n'=1.336,如图 6-2。

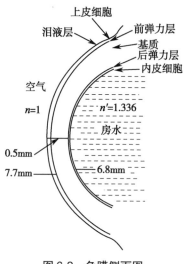

图 6-2　角膜侧面图

角膜前面的面屈光力为:

$$F_{c1} = \frac{n_c - n}{r_{c1}} = \frac{1.376 - 1}{0.0077} = 48.831\text{D}$$

角膜后面的面屈光力为:

$$F_{c2} = \frac{n' - n_c}{r_{c2}} = \frac{1.336 - 1.376}{0.0068} = -5.882\,\text{D}$$

角膜的总屈光力为:

$$F_c = F_{c1} + F_{c2} - \frac{t}{n} F_{c1} \bullet F_{c2}$$

$$= 48.831 - 5.882 + \frac{0.005}{1.376} \times 48.831 \times 5.882 = 43.053\text{D}$$

推导过程小结:球面屈光力公式 $F = \dfrac{n_2 - n_1}{r}$,球面后方介质的折射率减前方介质折射率,

笔记

除以球面的曲率半径，适用于球面透镜的表面屈光力计算，也适用于眼球屈光系统的表面屈光力计算。等效屈光力公式 $F_e = F_1 + F_2 - \dfrac{t}{n}F_1F_2$，用于精确计算透镜的等效屈光力，常用于厚透镜。对于薄透镜，可直接用 $F=F_1+F_2$ 计算屈光力，薄透镜没有等效屈光力与顶点屈光力之分。角膜从结构上接近于薄透镜，因此，直接用 $F = F_1 + F_2 = 48.831 - 5.882 = 42.949D$，与等效屈光力公式计算结果仅相差 0.104D。

我们可以看出角膜的总屈光力是正的，也就是说角膜对光束的作用是会聚。上面的事实告诉我们，透镜的屈光力是正还是负，或者说它的光学作用是会聚还是发散，不仅取决于透镜的形状，也取决它前后介质的折射率。下面我们根据以上的数据计算眼上角膜各个基点与角膜前表面的相对位置。为尊重眼视光学的习惯，在使用术语中"物方"用"前"表示，"像方"用"后"表示，两种称呼相互交替使用。

根据（2-100）式角膜前顶点 V_c 至角膜前主点 P_c 的距离 V_cP_c 为：

$$V_cP_c = n \times \frac{t_c}{n_c} \times \frac{F_{c2}}{F_c} = 1 \times \frac{0.0005}{1.376} \times \frac{-5.882}{43.053} = -0.0496\text{mm}$$

根据（2-96）式角膜后顶点 V'_c 至后主点 P'_c 距离 $V'_cP'_c$ 为：

$$V'_cP'_c = -n' \times \frac{t_c}{n_c} \times \frac{F_{c1}}{F_c} = -1.336 \times \frac{0.0005}{1.376} \times \frac{48.831}{13.053} = -0.5506\text{mm}$$

后主点 P'_c 的位置为：

$$V_cP'_c = V_cV'_c + V'_cP'_c = t - 0.5506 = -0.0506\text{mm}$$

前焦距 f_c 为：

$$f_c = P_cF_c = -\frac{n}{F_c} = -\frac{1}{43.053} = -23.227\text{mm}$$

后焦距 f'_c 为：

$$f'_c = P'_cF'_c = -\frac{n'}{F_c} = -\frac{1.336}{43.053} = 31.031\text{mm}$$

前焦点 F_c 的位置为：

$$V_cF_c = V_cP_c + P_cF_c = -0.0496 - 23.227 = -23.2766\text{mm}$$

后焦点 F'_c 的位置为：

$$V_cF'_c = V_cP'_c + P'_cF'_c = -0.0506 + 31.031 = 30.9084\text{mm}$$

前焦点 F_c 至前节点 N_c 的距离为：

$$F_cN_c = f'_c = 31.031\text{mm}$$

后焦点 F'_c 至后节点 N'_c 的距离为：

$$F'_cN'_c = f_c = -23.227\text{mm}$$

前节点 N_c 位置：

$$V_cN_c = V_cF_c + F_cN_c = -23.2766 + 31.031 = 7.7544\text{mm}$$

后节点 N'_c 位置：

$$V_cN'_c = V_cF'_c + F'_cN'_c = 30.9804 + (-23.227) = 7.7534\text{mm}$$

推导过程小结：上述推导设计的参数如图 6-3 所示。需要明确相关的概念，主点距离为透镜顶点到透镜主点之间的距离，其中，前主点距离（物方主点距离）为前顶点到前主点之间的距离、后主点距离（像方主点距离）为后顶点到后主点之间的距离；前后焦距为前后焦点到相应主点之间的距离；前后焦点位置为前后焦点到相应顶点之间的距离；前焦点到前节点的距离等于后焦距；后焦点到后节点的距离等于前焦距；前后节点位置是前后节点到相应顶点之间的距离。

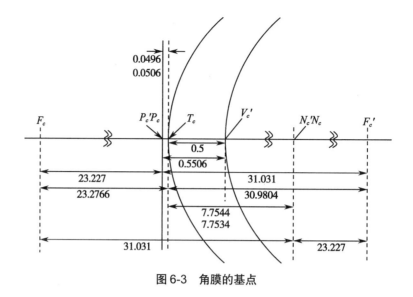

图 6-3　角膜的基点

以上的计算我们假设角膜前后表面都是球面，但实际上并非如此，而是环曲面（toric surface）或非球面（aspherical surface）。

（二）脉络膜

脉络膜为眼球壁中间层的不透光深褐色薄膜，其作用像电影院内的吸光墙壁，可以吸收进入眼内的杂光，使眼内成为一暗室，更便于大脑识别视网膜上的像，见图 6-1。

（三）前房与房水

角膜后方与虹膜、晶状体之间的空腔称为前房（anterior chamber）。前房内充满无色的液体称为房水（aqueous humor）。房水中 98% 是水分，折射率 $n'=1.336$。前房深度（depth of the anterior chamber）定义为光轴上角膜后顶点至晶状体的前面顶点之间的距离。但有时前房深度也包括角膜的厚度。不包括角膜厚度的前房深度大约为 3.1mm，见图 6-4。

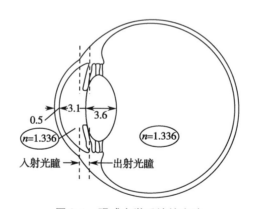

图 6-4　眼球光学系统的光瞳

前房深度是很重要的光学参数，它会影响眼光学系统的总屈光力（屈光力）。假设其他因素不变，前房深度减小 1mm（例如晶状体前移），会使眼的总屈光力（屈光力）增加约 1.4D。前房深度增大将会使总屈光力（屈光力）减小。在人工晶状体植入的光学计算中，前房深度影响尤为重要。

（四）虹膜与瞳孔

虹膜（iris）是位于角膜与晶状体之间的圆盘形隔膜。虹膜中央有一圆孔，称为瞳孔（pupil）。瞳孔的作用是控制进入眼内的光通量，是眼球光学系统中的孔径光阑。瞳孔直径可随外界光强的增大而缩小，变化范围大约为 2～8mm，而且也随眼的调节而缩小。

笔记

6-2

二维码 6-2
动画 入射
光瞳的相关
计算

下面我们计算眼球光学系统中的入射光瞳和出射光瞳。无调节时，瞳孔平面与晶状体前顶点相切，即离角膜前顶点 3.50mm 处。下面我们根据模型眼计算入射光瞳和出射光瞳。

根据光瞳的定义可知，入射光瞳是瞳孔经其前面透镜即角膜所成的像，由于瞳孔作为物，上面计算出的角膜后主点 P_c' 就成了瞳孔成像的物方主点，入射光线由右向左，则物距为：

$$l = -3.6 + (-0.0506) = -3.6506\text{mm}$$

物方光束聚散度为：

$$L = \frac{n}{l} = \frac{1.336}{-0.003\,650\,6} = -365.9672\text{D}$$

像方光束聚散度为：

$$L' = F_c + L = 43.05 - 365.9672 = -322.9172\text{D}$$

瞳孔的像距为：

$$l' = \frac{n'}{L'} = \frac{1}{-0.322\,917\,2} = -3.0968\text{mm}$$

瞳孔像离角膜前面的位置为：

$$V_c Q' = -3.0968 + 0.0496 = -3.0472\text{mm}$$

即入射光瞳离角膜前面 3.047mm 处。

由于瞳孔面离角膜为 3.1mm，故入射光瞳约在瞳孔面前 3.047-3.1=0.53mm 的位置。

横向放大率为：

$$\beta = \frac{L}{L'} = \frac{-365.9672}{-322.9172} = 1.1333$$

正号表示像为直立。当瞳孔直径为 4.0mm 时，其入射光瞳为 4.0×1.1333=4.5332mm。

推导思路小结：如图 6-5（a）所示，求入瞳的位置，也就是求瞳孔通过角膜所成的像，瞳孔是物、入瞳是像、角膜是透镜。已知瞳孔的位置，也就是物距，也知道角膜的屈光力，通过聚散度公式（也就是经典的成像公式）可求出像距，也就是入瞳的位置。再通过物距和像距的比例关系求出入瞳的大小。以下关于出瞳的相关计算[图 6-5（b）]思路也是如此。但要注意的是，入瞳的相关计算，光线是从右向左方向，所得数值的正负号与一般符号规则相反；出瞳的计算，光线是从左向右方向，所得数值的正负号与符号规则相同。

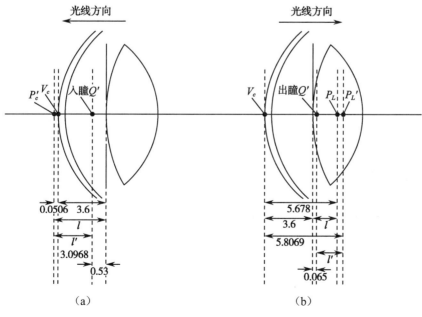

（a）

（b）

图 6-5 瞳孔的入瞳和出瞳

（a）入瞳相关计算的参数；（b）出瞳相关计算的参数

笔记

眼球光学系统的出射光瞳是瞳孔经晶状体所形成的像。在图 6-3 中，瞳孔中心与晶状体前顶点一致。于是，相对晶状体的前主点，瞳孔的物距为：

$$l = -V_c P_L + 3.6 = -5.678 + 3.6 = -2.078\text{mm}$$

物方光束聚散度：

$$L = \frac{n}{l} = \frac{1.336}{-0.002\,078} = -642.925\,89\text{D}$$

无调节时，晶状体的屈光力为 19.11，则像方光束聚散度为：

$$L' = F_L + L = 19.11 - 642.925\,89 = -623.815\,89\text{D}$$

相对晶状体的后主点，瞳孔的像距为：

$$l' = \frac{n'}{L'} = \frac{1.336}{-0.623\,815\,89} = -2.141\,657\,5\text{mm}$$

该像离角膜前表面的位置：

$$V_c Q' = V_c P_L' + l' = 5.8069 - 2.141\,657\,5 = 3.665\text{mm}$$

该像离瞳孔的距离为：

$$3.665-3.6=0.065\text{mm}$$

说明出射光瞳位于瞳孔后 0.065mm。

像的横向倍率为：

$$\beta = \frac{L}{L'} = \frac{-642.925\,89}{-623.815\,89} = 1.03$$

从上面计算可以看出，出射光瞳在真实瞳孔后 0.07mm 处，并放大 1.03 倍。

（五）晶状体

晶状体（crystalline lens）是一个具有弹性的无色透明体，位于虹膜和玻璃体之间。晶状体通过悬韧带将其附于睫状突上，由于睫状肌的松弛和收缩，晶状体的表面曲率可以改变。当睫状肌充分松弛时，根据 Gullstrand 精密模型眼的数据，前表面曲率半径约为 10mm，后表面曲率半径约为 −6mm，近似为双凸透镜。晶状体由多层晶状纤维构成（图 6-4），故折射率并不均匀。在 Gullstrand 精密模型眼中，将晶状体的折射率等效为均匀核和均匀皮的折射率，均质核的折射率 n_{L1}=1.406，均质皮的折射率 n_{L2}=1.386。晶状体各个表面顶点位置和曲率半径数据见表 6-1。

表 6-1 Gullstrand 精密模型眼中角膜的几何参数

部位	位置（离角膜前顶点的距离）mm	曲率半径（r）mm
晶状体前表面	$V_c V_{L1}$=3.6	r_{L1}=10.0
晶状体核前表面	$V_c V_{L1}'$=4.146	r_{L2}=7.911
晶状体核后表面	$V_c V_{L2}$=6.565	r_{L3}=−5.76
晶状体后表面	$V_c V_{L2}'$=7.2	r_{L4}=−6.0

下面来计算晶状体的各个光学参数，计算时将晶状体看成是晶状体前表面和晶状体核前表面所组成的透镜 L_{L1} 与晶状体核后表面和晶状体后表面所组成的透镜 L_{L2} 的组合透镜，玻璃体的折射率 n''=1.336。

1. 晶状体各个面的面屈光力（面屈光力）

晶状体前面：

$$F_{L11} = \frac{n_{L1} - n'}{r_{L1}} = \frac{1.386 - 1.336}{0.01} = 5.000\text{D}$$

晶状体核前面：

$$F_{L12} = \frac{n_{L2} - n_{L1}}{r_{L2}} = \frac{1.406 - 1.386}{0.007\,911} = 2.528\text{D}$$

二维码 6-3 动画 晶状体的相关计算

笔记

晶状体核后面：

$$F_{L21} = \frac{n_{L1} - n_{L2}}{r_{L3}} = \frac{1.386 - 1.406}{0.005\,76} = 3.472\text{D}$$

晶状体后面：

$$F_{L22} = \frac{n'' - n_{L1}}{r_{L4}} = \frac{1.336 - 1.386}{-0.006} = 8.333\text{D}$$

推导思路小结：利用表面屈光力公式进行计算。表面屈光力与该表面的弯度成正比（也就是与曲率半径成反比）、与表面两侧介质的折射率之差成正比。晶状体各个表面的曲率半径已知，房水、晶状体皮质、晶状体核、玻璃体的折射率也已知，直接代入公式计算即可。

2. 晶状体前表面与晶状体核前表面组成透镜 L₁ 的基点位置与屈光力 根据表 6-2，两个前表面的中央间距 t_{L1} 为：

$$t_{L1} = V_{L1}V'_{L1} = V_c V'_{L1} - V_c V_{L1} = 4.146 - 3.6 = 0.546\text{mm}$$

透镜 L_1 的屈光力 F_{L1} 为：

$$F_{L1} = F_{L11} + F_{L12} - \frac{t_{L1}}{n_{L1}} \times F_{L11} \times F_{L12} = 5 + 2.528 - \frac{0.000\,546}{1.386} \times 5 \times 2.528 = 7.523\text{D}$$

透镜 L_1 的前主点 P_1 离晶状体前表面 V_{L1} 的距离 $V_{L1}P_1$ 为：

$$V_{L1}P_1 = n' \times \frac{t_{L1}}{n_{L1}} \times \frac{F_{L12}}{F_{L1}} = 1.336 \times \frac{0.546}{1.386} \times \frac{2.528}{7.523} = 0.177\text{mm}$$

透镜 L_{L1} 的前主点位置 $V_c P_{L1}$ 为：

$$V_c P_{L1} = V_c V_{L1} + V_{L1} P_1 = 3.6 + 0.177 = 3.777\text{mm}$$

透镜 L_{L1} 的后主点 P'_{L1} 距晶状体核前面 V'_{L1} 的距离 $V'_{L1}P'_{L1}$ 为：

$$V'_{L1}P'_{L1} = -n_{L2} \times \frac{t_{L1}}{n_{L1}} \times \frac{F_{L11}}{F_{L1}} = -1.406 \times \frac{0.546}{1.386} \times \frac{5}{7.523} = -0.368\text{mm}$$

透镜 L_{L1} 的后主点位置 $V_c P'_1$ 为：

$$V_c P'_1 = V_c V'_{L1} + V'_{L1} P'_{L1} = 4.146 - 0.368 = 3.778\text{mm}$$

3. 晶状体核后表面与晶状体后表面组成透镜 L_L2 的基点位置与屈光力 透镜 L_{L2} 的两个表面的间距 t_{L2} 为：

$$t_{L2} = V_{L2}V'_{L2} = V_c V'_{L2} - V_c V_{L2} = 7.2 - 6.565 = 0.635\text{mm}$$

透镜 L_{L2} 的屈光力 F_{L2} 为：

$$F_{L2} = F_{L21} + F_{L22} - \frac{t_{L2}}{n_{L1}} \times F_{L21} \times F_{L22} = 3.472 + 8.333 - \frac{0.000\,635}{1.386} \times 3.472 \times 8.333 = 11.792\text{D}$$

透镜 L_{L2} 的前主点 P_{L2} 距晶状体核后表面 V_{L2} 的距离为：

$$V_{L2}P_{L2} = n_{L2} \times \frac{t_{L2}}{n_{L1}} \times \frac{F_{L22}}{F_{L2}} = 1.406 \times \frac{0.635}{1.386} \times \frac{8.333}{11.792} = 0.455\text{mm}$$

透镜 L_{L2} 的前主点位置 $V_c P_{L2}$ 为：

$$V_c P_{L2} = V_c V_{L2} + V_{L2} P_{L2} = 6.565 + 0.4552 = 7.020\text{mm}$$

晶状体后面 V'_{L2} 至后主点 P'_{L2} 的距离 $V'_{L2}P'_{L2}$ 为：

$$V'_{L2}P'_{L2} = -n'' \times \frac{t_{L2}}{n_{L1}} \times \frac{F_{L21}}{F_{L2}} = -1.336 \times \frac{0.635}{1.386} \times \frac{3.472}{11.792} = -0.180\text{mm}$$

透镜 L_{L2} 的后主点位置 $V_c P'_{L2}$ 为：

$$V_c P'_{L2} = V_c V'_{L2} + V'_{L2} P'_{L2} = 7.2 - 0.180 = 7.020\text{mm}$$

4. 晶状体的基点位置和总屈光力（屈光力） 晶状体两个前表面形成的透镜 L_1 的后主点 P'_{L1} 和两个后表面形成的透镜 L_2 的前主点 P_{L2} 的距离 t_L 为：

笔记

$$t_L = P'_{L1}P_{L2} = V_cP_{L2} - V_cP'_{L1} = 7.02 - 3.777 = 3.243mm$$

晶状体的屈光力 F_L 为:

$$F_L = F_{L1} + F_{L2} - \frac{t_L}{n_{L2}} \times F_{L1} \times F_{L2} = 7.523 + 11.792 - \frac{0.003\,243}{1.406} \times 7.523 \times 11.792 = 19.11D$$

晶状体的前主点 P_L 与晶状体两个前表面形成的透镜 L_1 的前主点 P_{L1} 的距离 $P_{L1}P_L$ 为:

$$P_{L1}P_L = n' \times \frac{t_L}{n_{L2}} \times \frac{F_{L2}}{F_L} = 1.336 \times \frac{3.2424}{1.406} \times \frac{11.792}{19.11} = 1.901mm$$

晶状体的前主点 P_L 的位置 V_cP_L 为:

$$V_cP_L = V_cP_{L1} + P_{L1}P_L = 3.777 + 1.901 = 5.678mm$$

晶状体的后主点 P'_L 与晶状体两个后表面形成的透镜 L_2 的后主点 P'_{L2} 的距离 $P'_{L2}P'_L$ 为:

$$P'_{L2}P'_L = -n'' \times \frac{t_L}{n_{L2}} \times \frac{F_{L1}}{F_L} = -1.336 \times \frac{3.242}{1.406} \times \frac{7.5232}{19.11} = -1.213mm$$

晶状体的后主点 P'_L 的位置 $V_cP'_L$ 为:

$$V_cP'_L = V_cP'_{L2} + P'_{L2}P'_L = 7.02 - 1.213 = 5.807mm$$

晶状体的后焦距 f'_L 为:

$$f'_L = \frac{n''}{F_L} = \frac{1.336}{19.11} = 69.908mm$$

晶状体的前焦距 f_L 为:

$$f_L = -\frac{n'}{F_L} = -\frac{1.336}{19.11} = -69.908mm$$

晶状体前后主点的距离 $P_LP'_L$ 为:

$$P_LP'_L = V_cP'_L - V_cP_L = 5.8069 - 5.678 = 0.129mm$$

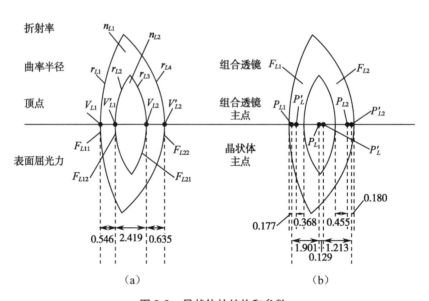

图 6-6 晶状体的结构和参数
(a)晶状体自身参数;(b)前后组合透镜相关参数

推导思路小结:晶状体的构造复杂,由四个球面构成,皮质与核的折射率也不相同,不能直接计算其总屈光力和相关基点的参数。如图 6-6 所示,可将四个面理解为由四块薄透镜组成的同轴薄透镜系统,先将前面两块透镜合成一块等效透镜 L_{L1};再将后面两块透镜合成一块等效透镜 L_{L2};再将 L_{L1} 与 L_{L2} 合成一块等效透镜,就是代表整个晶状体的等效透镜,可计算等效屈光力、焦距、主点位置等重要参数。

笔记

（六）玻璃体

玻璃体（vitreous body）为无色透明胶状体，充满晶状体后面的腔内，具有透光和支撑眼球壁的作用。折射率 $n_V=1.336$，与水的折射率相近。

二、人眼的感光系统

人眼的感光系统主要是视网膜（retina）（图 6-7），视网膜是眼球壁最内层的透明薄膜。像光学照相机里的感光底片，视网膜负责感光成像。视网膜上分布着大量的感光细胞，每个感光细胞都能够感知光的信息，感光细胞的大小和分布决定了人所能看到的景物的细节，这一点很像显示器的"像素"，一个感光细胞就像是一个像素，视网膜上感光细胞数量的多少决定人眼看到的景物的清晰度。视网膜上感光细胞的分布和细胞大小不是均匀的，在眼球光轴上方附近有一直径为 2mm 的黄色区域，称为黄斑。黄斑中央有一直径约为 0.25mm 的凹形区域称为中央窝，视觉最灵敏。眼观察物体时，眼球总要通过转动使所成的像恰好在黄斑中央窝处，因而所引起的视觉最为清晰。

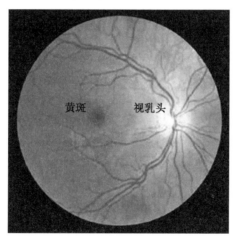

图 6-7 视网膜

感光细胞感知光后，经视神经将成像的信息传递到大脑，形成视觉。视网膜上还有个视神经穿出视网膜的地方，这里没有感光细胞，在人的视野中是个盲点。

总而言之，眼球的光学系统是一个典型的透镜组合，组合透镜分为角膜和晶状体。其成像特点为：可以改变屈光力，而接收器（视网膜）位置固定的成像光学系统。

第二节 模型眼与简化眼

模型眼（schematic eye）是一个依据人眼的平均尺寸，用各种曲率半径的球面代表眼球光学系统的共轴球面光学系统模型。

一、模型眼

模型眼的种类比较多，其中以 Gullstrand 精密模型眼最为常用，主要原因是它的数据比较全面。下面我们根据第一节中的数据来计算 Gullstrand 精密模型眼（exact schematic eye）的基点位置和总屈光力。

如图 6-8 所示，角膜后主点 P'_c 和晶状体前主点 P_L 的距离 t_e 为：

$$t_e = P'_c P_L = V_c P_L - V_c P'_c = 5.678 - (-0.051) = 5.729 \text{mm}$$

眼的总屈光力 F_e 为：

二维码 6-4
PPT 第六章第二节

笔记

$$F_e = F_c + F_L - \frac{t_e}{n'} \times F_c \times F_L = 43.05 + 19.11 - \frac{0.005\,729}{1.336} \times 43.05 \times 19.11 = 58.64\text{D}$$

角膜前主点 P_c 至眼前主点 P_e 的距离 $P_c P_e$ 为：

$$P_c P_e = n \times \frac{t_e}{n'} \times \frac{F_L}{F_e} = 1 \times \frac{5.729}{1.336} \times \frac{19.11}{58.64} = 1.397\text{mm}$$

眼前主点的位置为：

$$V_c P_e = V_c P_c + P_c P_e = -0.0496 + 1.3973 = 1.348\text{mm}$$

晶状体后主点 P_L' 至眼后主点 P_e' 的距离 $P_L'P_e'$ 为：

$$P_L'P_e' = -n'' \times \frac{t_e}{n'} \times \frac{F_c}{F_e} = -1.336 \times \frac{5.729}{1.336} \times \frac{43.05}{58.64} = -4.206\text{mm}$$

眼后主点 P_e' 的位置为：

$$V_e P_e' = V_e P_L' + P_L'P_e' = 5.808 - 4.206 = 1.602\text{mm}$$

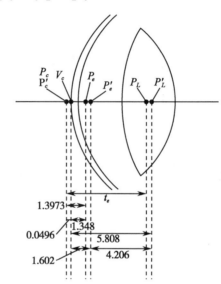

图 6-8　眼的主点相关计算示意图（单位：mm）

眼前焦距 f_e 为：

$$f_e = -\frac{1}{F_e} = -\frac{1}{58.64} = -17.055\text{mm}$$

眼后焦距 f_e' 为：

$$f_e' = \frac{n''}{F_e} = \frac{1.336}{58.64} = 22.785\text{mm}$$

前后焦点的位置：

$$V_c F_e = V_c P_e + P_e F_e = 1.348 + (-17.055) = -15.707\text{mm}$$
$$V_c F_e' = V_c P_e' + P_e'F_e' = 1.602 + 22.785 = 24.387\text{mm}$$

眼前焦点 F_e 至眼前节点 N_e 的距离：

$$F_e N_e = f_e' = 22.785\text{mm}$$

前节点 N_e 的位置：

$$V_c N_e = V_c F_e + F_e N_e = -15.707 + 22.785 = 7.078\text{mm}$$

眼后焦点 F_e' 至眼后节点 N_e' 的距离：

$$F_e'N' = f_e = -17.055\text{mm}$$

眼后节点的位置：

$$V_c N_e' = V_c F_e' + F_e'N_e' = 24.387 + (-17.055) = 7.332\text{mm}$$

笔记

推导思路小结：要推导出整个模型眼屈光力和相关基点的参数，必须利用之前角膜和晶状体的参数。将整个模型眼理解为由角膜和晶状体两块等效薄透镜间隔特定距离组成的同轴薄透镜系统，已知角膜和晶状体的等效屈光力，也已知这两块等效透镜之间间隔的距离，就可以通过等效屈光力公式计算出整个模型眼的屈光力，继而进一步推导出主点、焦点和节点的位置参数。

Gullstrand 精密模型眼的各基点位置见图 6-9。表 6-2 是无调节时 Gullstrand 精密模型眼和 Gullstrand 简单模型眼（simplified schematic eye）（图 6-10）的数据。

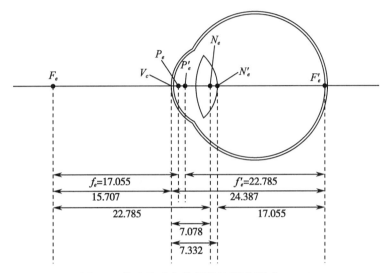

图 6-9 焦点和节点的相关示意图（单位：mm）

表 6-2 Gullstrand 模型眼数据（未调节）

		Gullstrand 精密模型眼	Gullstrand 简单模型眼
折射率	角膜	1.376	—
	房水	1.336	1.336
	晶状体皮	1.386	—
	晶状体核	1.406	1.413
	玻璃体	1.336	1.336
位置（mm）	角膜前顶点	0	0
	角膜后顶点	0.5	—
	晶状体前顶点	3.6	3.6
	晶状体前顶点	7.2	7.2
半径（mm）	角膜前顶点	7.7	7.8
	角膜后顶点	6.8	—
	晶状体前顶点	10.0	10.0
	晶状体前顶点	−6.0	−6.0
屈光力（D）	角膜	43.05	42.74
	晶状体	19.11	21.76
	全眼	58.64	60.48
焦点位置（mm）	物方（VF）	−15.70	−14.99
	像方（VF′）	24.38	23.90
轴长（mm）		24.00	23.90

来源：摘自 Visual Optics.London：Hatton Press，1963，1：343-348

笔记

从表 6-2 中的数据可以看出，Gullstrand 精密模型眼的像方焦点位于角膜后 24.387mm 处，比轴长 24.00mm 长了 0.387mm，所以该眼近似为 +1.00D 的远视眼。但是，由表 6-2 中的数据可知，Gullstrand 简单模型眼却是一个正视眼，见图 6-7。

表 6-3　Gullstrand 简单模型眼的主点和节点的数据

基点位置	基点	未调节的眼	调节的眼
主点位置（mm）	物方主点	1.6	1.8
	像方主点	1.9	2.1
节点位置（mm）	物方节点	7.1	6.6
	像方节点	7.4	7.0

来源：摘自 Visual Optics.London：Hatton Press，1963，1：436

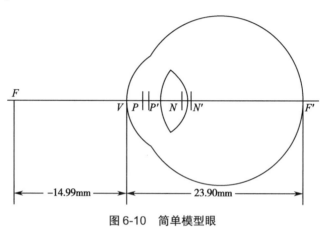

图 6-10　简单模型眼

二、简化眼

简化眼（reduced eye）是一种更简单的眼球光学系统的模型。如图 6-11 所示，它的特点是将眼简化成一个单球面折射的光学系统。不同的学者建立了不同的简化眼，比较常用的是学者 Emsley 的简化眼。其数据为：屈光面是半径为 5.55mm 的球面，球面顶点 V 在模型眼角膜后 1.66mm 处，该点也是简化眼的主点 P，屈光面球心 C 也是简化眼的节点 N，屈光面前介质的折射率为 1，屈光面后介质的折射率为 4/3，简化眼的轴长为 22.22mm。由以上的数据我们可以计算焦距、屈光力（屈光力），并能判断出该眼的屈光状态。

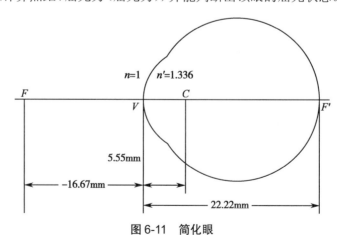

图 6-11　简化眼

笔记

简化眼的屈光力：

$$F = \frac{n'-1}{r} = \frac{1.333-1}{0.005\,55} = 60D$$

简化眼的物方焦距：

$$f = -\frac{1}{F} = -\frac{1}{60} = -16.67\text{mm}$$

简化眼的像方焦距：

$$f' = \frac{n'}{F} = \frac{1.333}{60} = 22.22\text{mm}$$

该简化眼为正视眼。

模型眼与简化眼小结：Gullstrand 模型眼真实还原了眼球的组成，通过眼球内角膜、晶状体的详细参数计算，再由这两个结构组成整个眼球，进行缜密的推导计算，Gullstrand 模型眼的参数极多，计算复杂。Emsley 简化眼将眼球的光学简化到极限，也就是单一的球面，一边是空气，一边是折射率 4/3 的介质，甚至不需要眼球的形状，更不用计算眼球内复杂的光学参数，Emsley 简化眼提供了眼球光学的大框架，重要的参数一目了然，但精细程度不如 Gullstrand 模型眼。

第三节　调节与屈光

一、调节

二维码 6-5
PPT　第六章第三节

在眼科和视光学中将眼改变屈光力的功能叫做调节（accommodation）。从生理学的角度，关于调节的理论并不统一。目前比较通用的说法是：无调节时，睫状肌充分松弛，悬韧带最紧张，具有弹性的晶状体受紧张的悬韧带拉扯而扁平（就像气球朝四周拉扯），此时眼的总屈光力最小，见图 6-12（a）；调节时，睫状肌紧张，悬韧带就会松弛，具有弹性的晶状体从而变凸，此时眼的总屈光力变大，见图 6-12（b）。需要说明的是，正常状况下，眼调节还是不调节由眼的屈光状态（正视或屈光不正）、外界注视物与视网膜的是否是共轭关系和双眼视功能配合等因素决定。药物也可以放松或刺激调节。这里仅讨论它的光学功能。

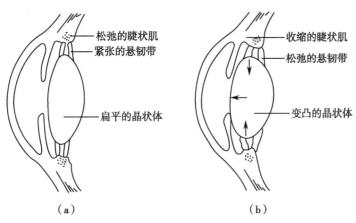

图 6-12　眼的调节
（a）无调节时；（b）调节时

调节的目的就是把所注视的外界不同距离的目标尽可能清晰地成像于视网膜的黄斑上，从而获得清晰的视网膜光学像，进而在大脑中产生良好的视力。不调节时眼的屈光力（屈光力）最小，调节时眼的屈光力增加。

二、正视眼与非正视眼

无调节时，眼的屈光状态称为静态屈光；调节时，眼的屈光状态称为动态屈光。无调节时眼球的屈光成分之间的关系决定了人眼的屈光状态。屈光成分包括角膜的屈光力、前房深度、晶状体的屈光力和眼的轴长，角膜和晶状体的屈光力主要由它们的曲率半径和折射率所决定。对于健康眼来说，不同眼的折射率变化不大，但不同眼的角膜和晶状体的曲率半径以及前房深度和眼的轴长变化却较大。根据充分放松调节时眼的屈光状态（静态屈光）可分为正视眼和非正视眼。

（一）正视眼

无调节时，无限远的物点与视网膜共轭的眼称为正视眼（emmetropic eye）。也就是说，平行光（物点在眼前无限远处）经眼的屈光系统后焦点落在视网膜上，见图 6-13。

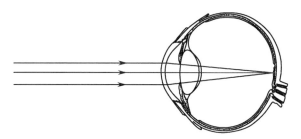

图 6-13　正视眼

（二）非正视眼

无调节时，无限远的物点不与视网膜共轭（平行光的焦点不能落在视网膜上）或平行光经眼的屈光系统后不能形成焦点的眼统称为非正视眼或屈光不正眼（ametropic eye）。屈光不正包括近视眼、远视眼和散光。这里仅讨论它们的光学状况。

1. 近视眼　无调节时，平行光经眼的屈光系统后，焦点落在视网膜前的眼称为近视眼（myopic eye），见图 6-14。

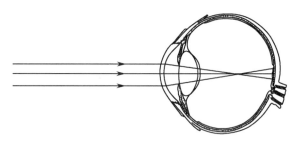

图 6-14　近视眼

2. 远视眼　无调节时，平行光经眼的屈光系统后，焦点落在视网膜后的眼称为远视眼（hyperopic eye），见图 6-15。

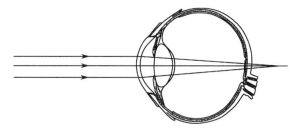

图 6-15　远视眼

3. 散光眼　无调节时，平行光经眼的屈光系统后，无法形成焦点的眼称为散光眼（astigmatic eye）。散光眼的屈光特性是各屈光面合成的结果使屈光面上各子午线的屈光力不同，所以入射的单心光束，到眼内已变成非单心光束。不规则的散光眼是无法用图表示的，只有规则性的散光才能用图表示。规则散光眼的特点是眼屈光面各个子午线的屈光力

笔记

分布有规律,它形成的光束为史氏光锥(Sturm's conoid)。

图 6-16 是水平方向屈光力值最小,竖直方向屈光力值最大的规则散光眼,也称为顺规散光,垂直方向的光线聚焦位置靠前,形成一条水平方向的焦线;水平方向的光线聚焦位置靠后,形成一条垂直方向的焦线;前后两条互相垂直的焦线以及中间特定位置、截面是圆形的最小弥散圈是史氏光锥的特征。

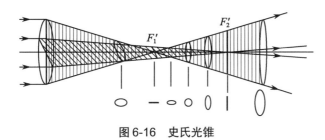

图 6-16　史氏光锥

三、人眼的远点、近点与明视距离

(一)远点与远点距离

充分放松调节时,与视网膜共轭的物点位置称为调节远点(far point of accommodation),简称远点,用 Q_R 表示。也可表述为充分放松调节时,远点处(实的或虚的)物点成像于视网膜。理论上,眼的物方主点至远点的距离称为远点距离。由于物方主点离角膜很近,所以,临床上,远点距离常用角膜前顶点至远点的距离。

根据远点的定义,由于无调节时,无限远的物点与视网膜是共轭点,所以,正视眼的远点在眼前无限远处,见图 6-17。对于近视眼来说,既然无限远的物点的共轭像点在视网膜前,那么什么位置物点的共轭像点能够在视网膜上呢? 根据几何光学的物像关系,只要将物点移向眼,像点也会向视网膜移(这里的物距总是大于眼的焦距的,模型眼物方焦距为 -17.05mm)。这样一来,总可以找到一个物点位置其共轭像点恰好在视网膜上。根据远点的定义,我们可以得到近视眼的远点应该在眼前有限远处,见图 6-18。对于远视眼来说,既然无限远的物点的共轭像点在视网膜后,能够在视网膜成像的外界共轭物点肯定在眼前是无法找到的,只有会聚光射入远视眼,再经眼的折射后像点就能落在视网膜上了。会聚光的发光点实际上是没有的,将会聚光延长其会聚点就是虚的物点。所以说,远视眼的远点总是在眼后,为虚物点,见图 6-19。

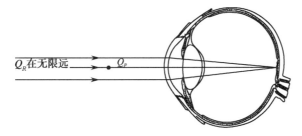

图 6-17　正视眼的远点在眼前无限远,近点在眼前有限远

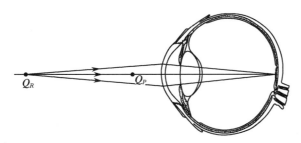

图 6-18　近视眼的远点在眼前有限远,近点在眼前比远点更靠近眼的有限远处

笔记

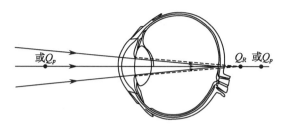

图 6-19　远视眼的远点在眼后，近点可能在眼前，也可能在眼后比远点更远处

（二）近点与近点距离

充分使用调节时，与视网膜共轭的物点称为调节近点（near point of accommodation），简称近点，用 Q_P 表示。人眼的近点由眼的屈光状态和眼的调节能力所决定。正视眼的近点在眼前有限远处，见图 6-17；近视眼的在眼前比远点更靠近眼的有限远处，见图 6-18；远视眼的近点可能在眼前，也可能在眼后比远点更远处，见图 6-19。像远点距离一样，近点距离也常选用角膜至近点的距离。

（三）明视距离

我们将可以舒适阅读的距离称为明视距离（distance of distinct vision）。无老视的正视眼一般取离眼 25cm 为明视距离。因为注视这个位置的目标，正视眼在视网膜成最清晰像时，会用到约 $\frac{1}{0.25m} = 4D$ 的调节（如果考虑焦深，所用调节会多些或少些，见调节滞后）。又因为没有到老视的年龄，人的调节能力足以承受，所以用眼比较舒服。

这里需要提出的是，调节远点和调节近点是由眼自身的屈光状态和调节能力所决定的，不同的人一般是不同的。而 25cm 作为人眼的明视距离，是人为规定，当然这种规定是根据人体的生理特性而定的。

四、近视和远视眼的光学透镜矫正

首先要指出的是，这里"矫正"一词是指通过加透镜，改变总屈光力，使眼在不用调节时，无限远处的物点与视网膜形成共轭关系，从而达到人为的正视状态。改变总屈光力的方法有普通眼镜、接触镜等眼外的透镜或植入人工晶状体这一眼内的透镜。这里主要讨论眼外透镜的矫正原理。

如图 6-20 所示，设 l_R 为物方主点 P_e 至远点 Q_R 的距离；d 为眼的物方主点 P_e 至矫正透镜后顶点 V_L' 的距离，为便于测量，往往用透镜后顶点 V_L' 和眼的前顶点 V_c 之间的距离 V_cV_L' 代替，该距离称为顶点距离，用 VD 表示，一般国内将该距离取为 12mm；f_L' 为矫正透镜的后顶焦距。它们均按符号规则取值，测量起点分别为透镜后顶点 V_L' 和眼的物方主点 P_e。由于不调节时，远点与视网膜共轭，所以，我们只要将透镜的后焦点 F_L' 与远点 Q_R 重合，就可以使平行光束经透镜折射后变成与从远点处发出（近视眼）或会聚于远点（远视眼）相似，从而达到人为的正视状态。下面我们定量地讨论。

根据图 6-20（a），由于 $-f_v' + d = -l_R$ 可以得到：

$$f_v' = l_R + d \tag{6-1}$$

矫正透镜的后顶屈光力为：

$$F_v' = \frac{1}{f_v'} = \frac{1}{l_R + d} = \frac{\frac{1}{l_R}}{1 + d\frac{1}{l_R}} = \frac{F}{1 + dF} \tag{6-2}$$

笔记

推导思路小结：屈光不正的矫正就是在眼前加特定度数的镜片，使无穷远的物体所成的像正好位于眼的远点，因此，近视眼加凹透镜、远视眼加凸透镜。如果镜片正好加在眼的主平面，从而使眼的屈光状态变为正视眼，所加镜片 $F = \dfrac{1}{l_R}$ 称为眼屈光（ocular refraction）或主面屈光（principal plane refraction）。实际镜片不可能加在眼的主平面，验光的时候镜片通常加在角膜前 12mm 处，此时所加的镜片的焦距不再是 l_R，而是 f'_V，此时镜片的度数称为"眼镜屈光"。上述公式（6-2）就是从"眼屈光"的度数 F 推算出"眼镜屈光"的度数 F'_V。公式的意义不仅如此，能反映要获得相同的光学效果，也称为有效屈光力相同，加在眼前不同位置的镜片的屈光力换算，尤其应用在框架眼镜度数与接触镜度数的换算，详细内容将在《眼镜学》的有效屈光力章节讲述。

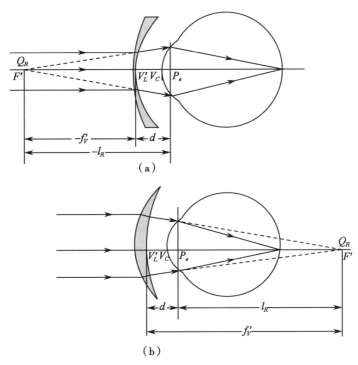

图 6-20　近视眼与远视眼的光学透镜矫正

（a）近视眼的矫正；（b）远视眼的矫正

第四节　人眼的分辨

一、视角

人眼看外界物体时，往往会根据物体在视网膜上所成像的大小判定物体的大小。那么视网膜像的大小又和哪些因素有关呢？下面我们予以讨论。

我们的经验是，与眼具有相同距离的不同物体，哪个物体大，哪个物体的视网膜像就大。同时我们也有这样的经验，同一物体，放得离我们的眼近，看上去就大，反之，则小。由此可以看出，视网膜像的大小不但与物体的实际大小有关，也与物体离眼的距离有关。由于眼成像的特殊性，即接像屏幕视网膜的位置是不变的，故我们可以用一个量视角（visual angle）来描述前面提到的两个因素。传统定义的视角为一定大小的物体两端（或两个分开的点）与眼物方节点形成的夹角，用 θ 表示，见图 6-21。这样一来，视角大，则视网膜像就大；视角小，则视网膜像就小。

根据我们在第三章视场光阑一节所讨论的内容可知，用一定大小的物体两端（或两个分开的点）的主光线与入射光瞳中心定义视角更有意义。

二维码 6-6
PPT　第六章第四、五节

笔记

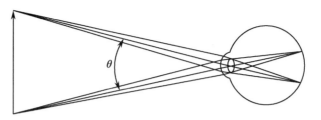

图 6-21 视角与视网膜像

二、人眼的分辨极限

上面我们讨论了视角的概念,了解到外界连个分离的点所形成的视角越小,则两个视网膜上的像点离得越近,现在我们讨论当视角多大时,眼刚好可以分辨是两个点的问题。

(一)最小分辨角

刚好可以够分辨的外界两个分离的点与眼的前节点形成的夹角叫做最小分辨角(minimum angle of resolution),用 θ_{min} 表示,见图 6-22。最小分辨角是个临界角,大于等于最小分辨角的两个物点人均可分辨,小于最小分辨角的两个物点人是无法分辨的。

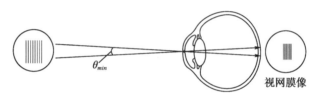

图 6-22 最小分辨角

(二)人眼的分辨极限

人眼分辨的生理理论为:①外界一个点物的清晰视网膜像点刺激一个视细胞;②若图 6-23 中像点 a 和像点 b 所刺激的两个视细胞之间至少间隔一个不受刺激的视细胞,人可以分辨出是两个点;③若图 6-23 中像点 c 和像点 d 所刺激的是两个相邻的视细胞,则无法分辨是两个点,而会看成一个大的斑点。

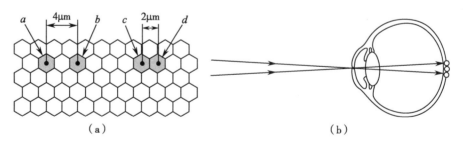

图 6-23 受刺激的视细胞的分布与最小分辨角
(a)受刺激的视细胞的分布;(b)最小分辨角

在黄斑部,视锥细胞直径为 1.5μm,视锥细胞边缘间隔为 0.5μm,节点至视网膜的距离为 16.67mm。代入公式可计算:

$$\theta_{min} = 4\mu m / 16.67mm = 0.83'$$

最小分辨角接近 1′。实际上,上面只是一个大致的结果,其实视锥细胞直径约为 1.0~1.5μm,视锥细胞边缘间隔约为 0.5~1μm,节点至视网膜的距离 16.67mm 也不是很准确,也会因人而异。最小分辨角也会因人而异。据报道,有的人可以达到 0.5′,甚至 0.33′ 的最小

笔记

分辨角。最小分辨角在一定外界条件下，主要与视网膜的视细胞直径和分布有关。

（三）视力

视力（visual acuity）为人分辨物体细节的能力，它等于以分为单位，最小分辨角的倒数，用 V 表示。

$$V = \frac{1}{\theta_{min}}$$ （6-3）

当最小分辨角为 1′ 时，对应的视力值为 1.0，最小分辨角为 10′ 时，对应的视力值为 0.1。

第五节　人眼的像差

一、人眼的几何像差

对于一个无散光眼来说，由于眼本身也是一个正透镜光学系统，所以也会有一般透镜所具有的几何像差，包括五种单色像差和两种色差。当外界物点能够与视网膜形成共轭关系时（外界物点在视网膜上成清晰像点），真正对视网膜像清晰度造成影响的像差主要有球差和轴向色差等轴上物点的像差，轴外物点的像差由于瞳孔的作用、视网膜形状和视细胞分布不太会影响视网膜像的清晰度。但是，几何像差不足以说明所有影响视网膜像清晰度的问题，当外界物点不能与视网膜形成共轭关系时，视网膜像就是弥散的。当眼球光学系统的屈光面各子午线的屈光力不一致时，形成散光，造成视网膜像的弥散。以上所有这些影响视网膜像清晰度的问题都可在波像差中得到表示。

二、人眼的波像差

对于无像差的理想光学系统正视眼来说，单色平行光未进入人眼前的波前（波面）是平面，进入眼后形成球面，波线最终在视网膜上会聚成焦点，见图6-24。而实际上，眼不是理想的光学系统，也不一定是正视眼，所以，对于视网膜成像来讲肯定不是球面波，而是一个较复杂的波面，和球面有一定的偏差，从而出现了波像差，见图6-25。

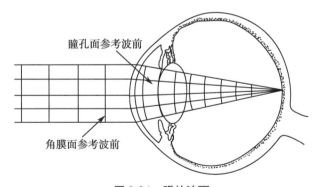

图6-24　眼的波面

人眼的波像差与透镜的波像差是有区别的。首先，透镜的表面是人工制成的，可以保证是球面；而人眼的透镜（角膜和晶状体）是自身生长而成，可能比较接近球面，也可能不是球面。其次，透镜成像位置是根据需要而人为设计的，而人眼的成像位置必须在视网膜上才是有意义的，否则不会有清晰的视觉。这样一来，只研究透射光的波像差没有实质意义，实际处理时，往往是将视网膜作为发光体（其实是反射光）研究其反射光的波面与理想波面的偏差，这个偏差就是眼的波像差。

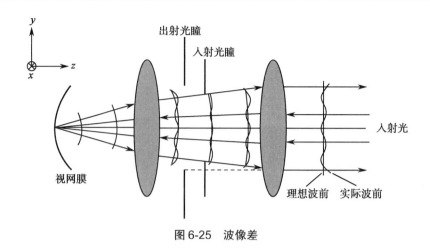

图 6-25 波像差

（一）波像差的光程差表达

计算眼的波像差选取的参考轴不是光轴，而是眼的视线，参考点（基点）选在瞳孔中心，见图 6-26（a）。像一般透镜那样，我们可以用实际波面上的某点与理想波面对应点的光程差表达，见图 6-26（b），表达式为：

$$M(x, y) = nM_0'M' \tag{6-4}$$

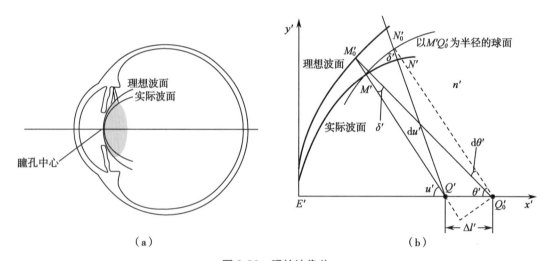

图 6-26 眼的波像差

（二）波像差的泰勒展开多项式表达

描述波像差的标准方法通常是使用在视场和光瞳坐标的泰勒（Taylor）展开多项式，泰勒展开多项式是一个幂级数，设物体高为 h，见图 6-27，用光瞳面极坐标上某点 (r, θ) 的表述如下：

$$W(r.\theta) = W_{020}r^2 + W_{040}r^4 + W_{131}hr^3 \cos\theta + W_{222}h^2r^2 \cos^2\theta + W_{220}h^2r^2 \\ + W_{311}h^3r\cos\theta + \cdots 更高阶梯 \tag{6-5}$$

（6-5）中 W_{klm} 是对各项和模数的波像差系数。

有些规定限制像高被纳入波像差系数。波像差多项式也可用归一化的光瞳半径 ρ 典型地描述：

$$\rho = \frac{r}{a} \tag{6-6}$$

笔记

a 为出瞳半径。可是，泰勒级数中的项并没形成一个基本函数的正交集，因此不推荐数据拟合和描述波像差的试验测量。

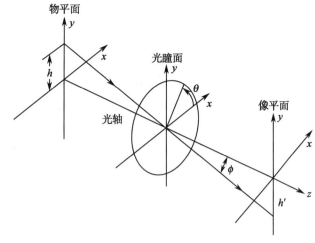

图 6-27　坐标系统

由于折射率会随光的波长而变化，除存在单色像差外还会有色差，每个波长或光谱带有自己的波函数。因此，最终的像是发生在每个波长的单色像差集合影响的全波段的光谱像的重叠。

（三）波像差的泽尼克多项式表达

通常人们会使用幂级数展开式的形式来描述光学系统的像差，如几何像差中的初级像差和高级像差就是幂级数展开式选择的幂次不同的项数。由于泽尼克（Zernike，1934）多项式和光学检测中观测到的像差多项式的形式是一致的，因而它常常被用来描述波前（波面）特性。

泽尼克多项式是由无穷数量的多项式集组成的，它有两个变量——ρ 和 θ，它在单位圆内部是连续正交的。需要注意的是，泽尼克多项式仅在单位圆的内部连续区域是正交的，这里不作过多讨论。

第六节　人工晶状体眼光学

一、人工晶状体的材料

人工晶状体（IOL）是一种植入眼内的人工透镜，取代人眼晶状体的作用。第一枚人工晶状体是由 John Pike、John Holt 和 Hardold Ridley 共同设计的，于 1949 年 11 月 29 日，Ridley 医师在伦敦 St.Thomas 医院为病人植入了首枚人工晶状体。

在第二次世界大战中，人们观察到某些受伤的飞行员眼中有玻璃弹片，却没有引起明显的、持续的炎症反应，于是想到玻璃或者一些高分子有机材料可以在眼内保持稳定，由此发明了人工晶状体。

人工晶状体的形态，通常是由一个圆形光学部和周边的支撑袢组成，光学部的直径一般在 5.5～6mm 左右，这是因为，在夜间或暗光下，人的瞳孔会放大，直径可以达到 6mm 左右，而过大的人工晶状体在制造或者手术中都有一定的困难，因此主要生产厂商都使用 5.5～6mm 的光学部直径。支撑袢的作用是固定人工晶状体，形态就很多了，基本的可以是两个 C 形的线装支撑袢，见图 6-28。

人工晶状体经过了数十年的发展，材料主要是由线性的多聚物和交连剂组成。通过改变多聚物的化学组成，可以改变人工晶状体的折射率、硬度，等等。

二维码 6-7
PPT　第六章第六节

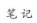

笔记

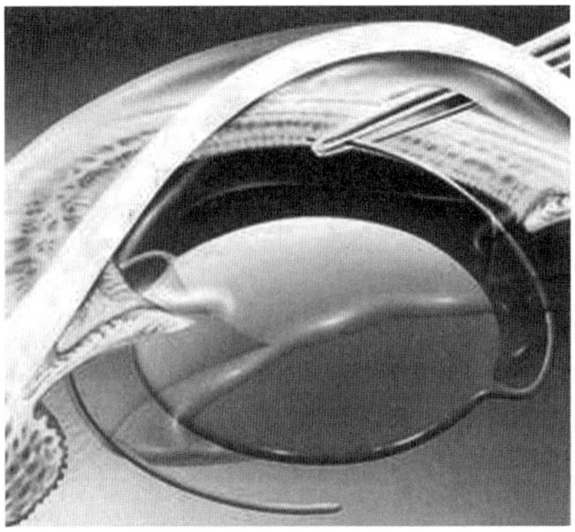

图 6-28　人工晶状体

最经典的人工晶状体材料是 PMMA，是表面肝素处理晶状体，也就是聚甲基丙烯酸甲酯。这种材料是疏水性丙烯酸酯，只能生产硬性人工晶状体。但是此种晶状体却是在当时的医疗水平下唯一可以用于糖尿病病人的人工晶状体。但是现在多种材料的产生、医疗技术水平及方式的改变和提高，使糖尿病病人不再局限于 PMMA 人工晶状体。

二、人工晶状体屈光力的计算

（一）人工晶状体理想屈光力

植入人工晶状体的基本目的是解决视网膜像清晰，所以，基本考虑：一是它的透光性要好，折射率稳定；二是它的曲率能保证提供足够的屈光力使外界物体能够与视网膜共轭。最早人工晶状体屈光力的确定基本按估算来完成，基本思路是正视眼者植入固定屈光力的人工晶状体，屈光不正眼在此屈光力的基础上作一定的修正。例如，对于虹膜面型的人工晶状体，正视眼者植入 18D 的人工晶状体于瞳孔面；每 1D 的球面屈光不正，近视减远视加 1.25D 屈光力。由于人眼个体差异很大，造成的误差也是很大的。随着检测仪器不断更新，眼轴、角膜曲率和前房深度等屈光参数的测量，人工晶状体屈光力的精确计算成为可能。

由于人工晶状体不会调节，所以，植入人工晶状体屈光力后眼的屈光状态是确定人工晶状体屈光力的关键。清晰视力的范围和焦深是技术指标，如果看近作为常态的话，可将眼通过植入人工晶状体成近视眼；如果看远作为常态的话，则可将眼通过植入人工晶状体成正视眼。由于手术后误差范围约 2D，故较理想的状态是使眼偏向近视，避免远视。

（二）人工晶状体屈光力的计算

1. 将人工晶状体看做薄透镜的人工晶状体屈光力计算公式　计算时需要的参数有角膜屈光力、角膜顶点至所需植入人工晶状体前顶点的距离和眼轴轴长以及手术眼所要达到的屈光状态。根据理想光学系统理论可以计算出所需的人工晶状体屈光力。

设按模型眼数据取角膜的屈光力为 $F_c=+43D$，眼轴长度为 24mm，人工晶状体前顶点距角膜顶点 3.0mm，人工晶状体厚度为 0.7mm，人工晶状体的折射率为 $n_3=1.491$，房水 n_2 和玻璃体 n_4 的折射率均为 1.336，空气的折射率 $n_1=1$。人工晶状体为平凸透镜，且凸面在前。

计算时作如下约定，植入人工晶状体后的眼为正视眼，即平行光入射最终焦点在视网膜上。角膜近似看做单表面，人工晶状体视为薄透镜，且晶状体主点在晶状体前顶点位置（忽略了 0.7mm 的厚度）。

角膜的像方焦距为：

$$f_c' = \frac{n_2}{F_c} = \frac{1.336}{43D} = 0.031\,070\text{m}$$

角膜后焦点至晶状体前顶点的距离为：

$$l = f_c' - 0.003\text{m} = 0.031\,070 - 0.003 = 0.028\,070\text{m}$$

对于人工晶状体的入射光束聚散度为：

$$L = \frac{n_2}{l} = \frac{1.336}{0.028\,070\text{m}} = 47.60\text{D}$$

由于最终焦点落在视网膜上，所以，对于晶状体来讲出射光束聚散度为：

$$L' = \frac{n_3}{l'} = \frac{1.336}{0.021\text{m}} = 63.62\text{D}$$

最终晶状体的屈光力为：

$$F_L = l' - l = 63.62 - 47.60 = 16.02\text{D}$$

由于晶状体看做薄透镜，所以有：

$$F_L = F_{L1} + F_{L2} = 16.02\text{D}$$

后表面为平面的平凸透镜有 $F_{L2}=0$，所以，$F_{L1}=16.02\text{D}$，由于晶状体的折射率为1.491，则晶状体的曲率为：

$$F_{L1} = \frac{n_3 - n_2}{r_{L1}} = \frac{1.491 - 1.336}{r_{L1}} = 16.02\text{D}$$

所以：$r_{L1}=9.68\text{mm}$。

以上计算的是人工晶状体在眼中的屈光力，但在实际使用和测量中，我们还应需要知道人工晶状体在空气中的屈光力，它们的换算关系为：

$$r_{L1} = \frac{n_3 - n_2}{F_{L1}} = \frac{n_3 - n_1}{F_{L1}'}$$

整理并代入数据计算：

$$F_{L1}' = \frac{n_3 - n_1}{n_3 - n_2}F_{L1} = \frac{1.491 - 1}{1.491 - 1.336} \times 16.02 = 50.75\text{D}$$

该计算告诉我们在空气中该人工晶状体的屈光力应为50.75D。

推导过程小结：要计算人工晶状体的屈光力，通过聚散度的公式 $U+F=V$ 可知，先计算出进入人工晶状体时的聚散度 U 和从人工晶状体出来的聚散度 V，这两个参数都可以通过已知条件得出。在计算时要注意角膜的物方介质折射率是1，角膜的像方、人工晶状体的物方和像方介质的折射率都是1.336，得出的屈光力数值是人工晶状体在眼中的屈光力。将人工晶状体眼拿到空气中，表面屈光力和总屈光力的数值都会发生变化，只有曲率半径不变，因此，计算空气中的屈光力要先计算人工晶状体眼的球面曲率半径。

前面的公式其实计算的是人工晶状体前顶屈光力，为了便于和验光处方中的屈光不正矫正度数相一致，往往需要计算人工晶状体的后顶屈光力。

如图6-29所示，设眼轴长为 l_e，角膜顶点至人工晶状体后顶点的距离为 c，以人工晶状体后顶点为基点，焦点落在视网膜上时人工晶状体的像方聚散度为：

$$L' = \frac{n_4}{l_e - c} = \frac{1}{\dfrac{l_e}{n_4} - \dfrac{c}{n_4}} \tag{6-7}$$

以人工晶状体后顶点为基点，人工晶状体的物方聚散度为：

$$L = \frac{n_2}{f_c' - c} = \frac{n_2}{\dfrac{n_2}{F_c} - c} = \frac{1}{\dfrac{1}{F_c} - \dfrac{c}{n_2}} \tag{6-8}$$

笔记

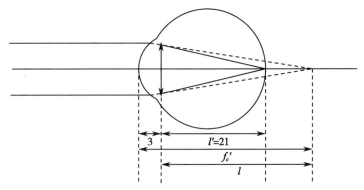

图6-29 人工晶状体的屈光力计算

人工晶状体的后顶屈光力F为：

$$F = L' - L = \frac{1}{\dfrac{l_e}{n} - \dfrac{c}{n}} - \frac{1}{\dfrac{1}{F_c} - \dfrac{c}{n}}$$ (6-9)

式（6-9）中，F为所需植入的人工晶状体的后顶屈光力，l_e为眼轴长，c为角膜顶点至人工晶状体后顶点的距离，F_c为角膜的屈光力，n为房水或玻璃体的折射率。

如果白内障手术和植入人工晶状体是分开做的，则所需植入的人工晶状体后顶屈光力可用白内障手术后所需矫正透镜的屈光力等参数来计算。

设F_s为所需矫正透镜的屈光力，d为顶点距离（俗称镜眼距），c为角膜前顶点至人工晶状体后顶点的距离。下面我们推导计算公式。

换算成接触镜的屈光力F_c'有：

$$F_c' = \frac{F_s}{1 - dF_s}$$

代入F_c'后，角膜（屈光力为F_c）和接触镜（屈光力为F_c'）联合后的屈光力F_c''为：

$$F_c'' = F_c + F_c'$$

联合屈光力F_c''所形成的像方焦距f_c''为：

$$f_c'' = \frac{n_2}{F_c + F_c'}$$

由于房水的折射率n_2与玻璃体的折射率n_4相等，当假设戴上以上的矫正透镜后，所需植入的人工晶状体像方聚散度L'为：

$$L' = \frac{n_4}{f_c'' - c} = \frac{n_4}{\dfrac{n_2}{F_c + F_c'} - c} = \frac{1}{\dfrac{1}{F_c + F_c'} - \dfrac{c}{n_4}}$$ (6-10)

实际上，植入人工晶状体后是不需要透镜矫正的，所以人工晶状体的物方聚散度L为：

$$L = \frac{n_2}{f_c' - c} = \frac{n_2}{\dfrac{n_2}{F_c} - c} = \frac{1}{\dfrac{1}{F_c} - \dfrac{c}{n_2}}$$ (6-11)

根据聚散度形式的成像公式可求出所需植入的人工晶状体的屈光力为：

$$F = L' - L = \frac{1}{\dfrac{1}{F_c + F_c'} - \dfrac{c}{n_4}} - \frac{1}{\dfrac{1}{F_c} - \dfrac{c}{n_2}}$$ (6-12)

式（6-12）中，F_c为角膜的屈光力，一般取43D，F_c'为所需接触镜的屈光力，c为角膜前顶点至人工晶状体后顶点的距离，$n_2 = n_4 = 1.336$为房水和玻璃体的折射率。

推导思路小结：首先用有效屈光力的公式将验光时框架眼镜的度数转换为接触镜的度

笔记

数,此时相当于角膜和接触镜两块薄透镜紧密贴在一起。接下来就是要将接触镜移到人工晶状体的位置,通过比较图 6-30 下方人工晶状体眼的像方聚散度 L' 与上图同一位置的聚散度相同,物方聚散度 L 则与上图不同,要注意区别计算。

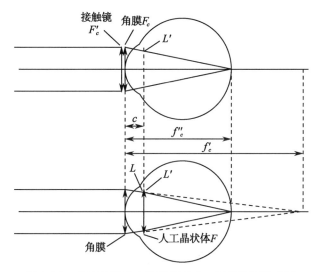

图 6-30　从接触镜的度数推算出人工晶状体眼的度数

例题 6-1　所需普通眼镜的矫正度数为 +12.00D,顶点距离为 10mm,角膜的屈光力为 43D,角膜前顶点至人工晶状体后顶点的距离为 4mm。试求所需的人工晶状体屈光力。

解:换算成接触镜的屈光力为:

$$F_c' = \frac{F_s}{1 - dF_s} = \frac{12}{1 - 0.01 \times 12} = 13.64D$$

将已知数据代入(6-12)有:

$$F = \frac{1}{\dfrac{1}{F_c + F_c'} - \dfrac{c}{n_4}} - \frac{1}{\dfrac{1}{F_c} - \dfrac{c}{n_2}}$$

$$= \frac{1}{\dfrac{1}{43 + 13.64} - \dfrac{0.004}{1.336}} - \frac{1}{\dfrac{1}{43} - \dfrac{0.004}{1.336}} = 18.85D$$

也可在换算成接触镜的屈光力后直接通过聚散度公式 $L = \dfrac{n}{l}$ 计算人工晶状体的 L 和 L',要注意每一步计算时的 "L"、"l" 和 "n"。

$$L = \frac{1.336}{\dfrac{1.336}{43} - 0.004} = 49.354D$$

$$L' = \frac{1.336}{\dfrac{1.336}{43 + 13.64} - 0.004} = 68.207D$$

$$F = L' - L = 18.85D$$

实际可植入屈光力为 19D 或 20D 的人工晶状体,使眼成为轻度的近视。由于所需的矫正透镜屈光力比较容易检查,且对眼的视觉更有意义,所以式(6-12)比测量眼轴长的公式更有实用价值。

2. 将人工晶状体看作厚透镜的人工晶状体屈光力计算公式　实际的人工晶状体不可能是薄透镜,所以,我们来讨论作为厚透镜人工晶状体屈光力计算问题。

笔记

（1）平凸型人工晶状体主点间距公式：我们首先来计算眼内平凸型人工晶状体的主点位置，设晶状体前房水的折射率为 1.336，晶状体折射率为 1.491，晶状体中心厚度为 t。

晶状体的屈光力为：$F_L = F_{L1} + F_{L2} - \dfrac{t}{n_3} F_{L1} F_{L2}$

由于 $F_{L2}=0$，所以有：$F_L = F_{L1}$

人工晶状体物方主点位置为：$VP = n_2 \dfrac{F_{L2}}{F_L} \dfrac{t}{n_3} = 0$

人工晶状体像方主点位置为：$V'P' = -n_4 \dfrac{F_1}{F} \dfrac{t}{n_3} = -\dfrac{n_4}{n_3} t$

两主点的间距（图 6-31）为：

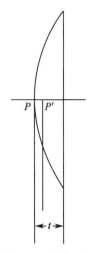

$$i = PP' = t - VP + V'P' = t - \frac{n_4}{n_3} t = (1 - \frac{n_4}{n_3}) t \qquad （6-13）$$

代入折射率后可有：$i = PP' = (1 - \dfrac{1.336}{1.491}) t = 0.1t$，当 $t=0.5$mm 时，$i=0.05$mm；当 $t=0.7$mm 时，$i=0.07$mm。

图 6-31　主点间距

（2）平凸型人工晶状体植入术后成为正视眼的人工晶状体屈光力公式：设角膜的屈光力为 F_c，眼轴长度为 l_e，角膜前顶点至人工晶状体前顶点的距离为 C，角膜物方主点至角膜前顶点的距离为 i（对于模型眼 $i=0.00005$mm），人工晶状体两主点距离为 i'。图 6-32 中，P_c 和 P_c' 分别为角膜的物方和像方主点，由于 P_c 离角膜非常近，故画在角膜表面；P_L 和 P_L' 分别为人工晶状体的物方和像方主点；F_c' 为角膜的像方焦点；F_e' 为视网膜上的焦点；$n_2=n_4=n=1.336$ 为房水和玻璃体的折射率。

角膜的像方焦距为：$f_c' = \dfrac{n_2}{F_c} = \dfrac{1.336}{F_c}$

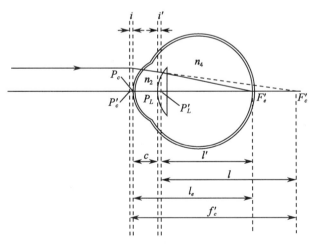

图 6-32　平凸型人工晶状体植入术后成为正视眼的人工晶状体屈光力
P_c 和 P_c' 分别为角膜的物方和像方主点，由于 P_c 离角膜非常近，故画在角膜表面；
P_L 和 P_L' 分别为人工晶状体的物方和像方主点；F_c' 为角膜的像方焦点；
F_e' 为视网膜上的焦点；$n_2=n_4=n=1.336$ 为房水和玻璃体的折射率

角膜的像方焦点 F_c' 至人工晶状体物方主点 P_L（即人工晶状体前顶点）的距离，即人工晶状体的物距：

$$l = f_c' - c - i = \frac{1.336}{F_c} - c - i \qquad （6-14）$$

笔记

视网膜至人工晶状体像方主点 P'_L 的距离，即人工晶状体的像距为：

$$l' = l_e - c - i' \qquad (6\text{-}15)$$

根据高斯成像公式，对于人工晶状体的物像关系为：

$$F = \frac{n_4}{l'} - \frac{n_2}{l} = \frac{n(l - l')}{ll'}$$

代入数据后整理得到：

$$F = \frac{1.336\left(\dfrac{1.336}{F_C} - l_e + i' - 0.000\,05\right)}{\left(\dfrac{1.336}{F_c} - c - i\right)(l_e - c - i')} \qquad (6\text{-}16)$$

在实际实施手术中还会因手术的需要，人工晶状体位置有一定的位移，以上公式中的参数也会有一定的修正值。这里不做介绍。

推导思路小结：公式 6-12 是将角膜和人工晶状体均作为薄透镜，主点与透镜在同一位置；公式 6-16 是将角膜和人工晶状体都作为厚透镜，精确计算到物方和像方主点，结果会更精确；作为厚透镜计算时，计算的 F 为衡量到主点的屈光度，也就是人工晶状体的等效屈光力，作为薄透镜则无等效屈光力和顶点屈光度之分；公式 6-16 与公式 6-12 是从两个不同的方面计算人工晶状体的屈光力，公式 6-12 是通过验光度数推算出人工晶状体的度数，计算过程中不需要眼轴长的数值；公式 6-16 则通过眼轴长来计算，不需要验光的度数。

第七节　双眼视差

一、立体视觉

立体视觉又称深度觉、空间视觉，是由于视网膜对应区内存在具有轻微差别的像，这种差别像的信息传入大脑后，大脑产生了对该物体三维空间的立体形状及判断其位置远近距离关系的感知能力。

传统理论认为立体视觉是三级视功能中最高级别的双眼视觉，立体视觉研究多偏重于根据几何光学原理、双眼的视差范围等。现代理论已少涉及视网膜以上的视觉系统和双眼的信息匹配。

这里我们仅从光学的角度讨论双眼同时注视同一个目标时，双眼视网膜像的差异问题。

二、双眼视差

1838 年，惠斯登（Wheatstone）发现了立体视镜。透过立体视镜双眼分别看镜下的图，人居然看到有深度感觉的图像，双眼对着的透镜下的图片是两张完全相同的照片，只是摆放位置略有错位。后来人们将两眼看到的物体位置的这种差异称为双眼视差（或简称为视差）。视差是纯客观的光学现象。它的存在才使人有真实深度感知的原因。

双眼视差（binocular disparity）是由于双眼从两个不同的角度观察外界景物，使两眼的视网膜成的像位置略有不同而造成。例如，有两个点物 A 和 B，它们距离人一远一近，且一左一右。它们在左眼成像的位置为 A'_L 和 B'_L，在右眼成像的位置为 A'_R 和 B'_R，如图 6-33 所示，从图中可以明显看出两眼视网膜上两个像点的相对距离 $\overline{A'_R B'_R}$ 与 $\overline{A'_L B'_L}$ 明显不同。我们定义外界两个物点 A 和 B 在两眼视网膜上相应像点的距离差，即 $\Delta l' = \overline{A'_R B'_R} - \overline{A'_L B'_L}$ 称为双眼视差或视差。下面我们证明视差等于每个物点与两眼视线的张角，即 $\angle A$ 和 $\angle B$ 之差。

设 N_L 和 N_R 分别为左右眼的节点，l'_{LN} 和 l'_{NR} 分别为左右眼节点至视网膜的距离，且

二维码 6-9
PPT　第六
章第七节

$l'_{NL} \approx l'_{NR} = l'_N$，两眼节点间的距离 $\overline{N_L N_R}$ 近似等于两眼看无限远时的瞳孔中心间的距离，$\angle A'_L N_L B'_L = \varphi_L$ 和 $\angle A'_R N_R B'_R = \varphi_R$，$\angle A = \theta_A$ 和 $\angle B = \theta_B$。双眼视差为：

$$\Delta l' = \overline{A'_L B'_L} - \overline{A'_R B'_R}$$
$$= l'_{NL}\varphi_L - l'_{NR}\varphi_R$$
$$= l'_N(\varphi_L - \varphi_R)$$
$$= l'_N[(180 - \angle A - \angle AON_L) - (180 - \angle B - \angle BON_R)]$$

$$\angle AON_L = \angle BON_R（对顶角）$$

最终有：
$$\Delta l' = l'_N(\angle B - \angle A) = l'_N \Delta\varphi = l'_N \Delta\theta \tag{6-17}$$

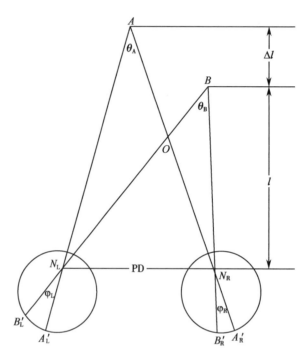

图 6-33　双眼视差

双眼视差与注视距离的关系：

由于角 $\angle A \approx \dfrac{PD}{l_A}$，$\angle B \approx \dfrac{PD}{l_B} = \dfrac{PD}{l_A + \Delta l}$ 代入（6-28）式中得到：

$$\Delta l' = l'_N \Delta\theta \approx l'_N PD\left(\frac{1}{l_B} - \frac{1}{l_B + \Delta l}\right) = \frac{l'_N PD \cdot \Delta l}{l_B(l_B + \Delta l)}$$

由于 $l_B \gg \Delta l$ 近似有：

$$\Delta\theta \approx \frac{PD \cdot \Delta L}{l_B^2} \tag{6-18}$$

$$\Delta l' = l'_N \Delta\theta = \frac{l'_N PD \cdot \Delta l}{l_B^2} \tag{6-19}$$

以上公式以弧度（rad）为单位，在眼科学或视光学中常用秒（″）为单位，下面是以秒为单位的公式（省去注视点的角标）：

$$\Delta\theta \approx \frac{PD \cdot \Delta l}{l^2} \times \frac{180}{\pi} \times 360'' = 206\,265\frac{PD \cdot \Delta l}{l^2}('') \tag{6-20}$$

上式中，l 是近的那个物点离眼的距离。

推导思路小结：上述推导过程利用到以下的公式：弧长 = 半径 × 弧度；小角度时，弧度≈角

笔记

度的正切；小角度时，$\tan(A+B) \approx \tan A + \tan B \Rightarrow \angle A$(弧度)$\approx \tan\theta_A \approx \dfrac{PD}{l_A}$；弧度 = 角度 (°) ×

$\dfrac{\pi}{180} = \dfrac{\text{角度}(")}{3600} \times \dfrac{\pi}{180} = \dfrac{\text{角度}(")}{206\,265}$。PD 是瞳距，严格意义上有视远瞳距 DPD 和视近瞳距 NPD 之分，视远瞳距是双眼同时注视无穷远的物体，双眼视线平行时的瞳孔中心的间距；当双眼注视近处物体时，在眼镜平面测量的瞳孔中心距离为视近瞳距。上面的例子是双眼看近的状态，但此时双眼节点间的距离更接近于视远瞳距，因节点距离眼球旋转中心更近而距离眼镜平面更远，因此，仍然用视远瞳距 PD 作为节点间距的近似值。

根据上式，我们可以看出视差与注视点距离和人眼的看远的瞳距及两点距离差都有关系，但这并不意味着双眼视差越大，立体感就越强，立体视也有一个敏锐度，或者叫做视差的阈值问题。

视差是属于深度信息的客观物理现象，所产生的主要是水平视差，即是产生立体视觉的生理基础。如果一个物点分别成像于两眼视网膜黄斑的对应点上，则视差称为零视差(zero parallax)。比注视点近的物点成像于双眼黄斑的颞侧网膜，称为交叉视差(crossed disparity)，比注视点远的物成像于双眼的黄斑鼻侧网膜，则称为非交叉视差(uncrossed disparity)。

例题 6-2　多而曼深径觉计是检查立体视的一种仪器，见图 6-34。检查时被检者的双眼距固定的那根小杆 6m，检查者将另一根可以活动的小杆移至与固定杆不平行的位置，让被检者通过拉栓活动小杆的细绳，至被检者认为两根小杆平行位置。假设被检者认为两小杆平行时，两小杆实际距离为 33mm，被检者瞳距为 60mm，试求该被检者的视差。

$$\Delta\theta = 206\,265\,\frac{PD \cdot \Delta l}{l^2}\,(") = 206\,265 \times \frac{60 \times 30}{(6000)^2} = 10.31"$$

所测的视差角越小，反映被检查立体视的敏锐度越高。

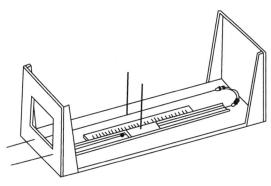

图 6-34　多而曼深径觉计

（曾骏文　高祥璐）

6-10

二维码 6-10
扫一扫，测一测

笔记

第 七 章

目视光学仪器

> **本章学习要点**
>
> - 掌握：放大镜的放大率计算；目镜的概念、分类和特点；显微镜的放大率计算；望远镜的分类和放大率计算。
> - 熟悉：光学仪器放大率的计算；望远镜视度调节的计算；显微镜分辨极限的计算；望远镜的分辨极限。
> - 了解：望远镜在低视力保健中的应用。
>
> **关键词**　放大率　目视光学仪器　分辨极限

　　人感觉到的物体大小取决于视网膜光学像的大小，虽然眼的调节作用会使眼球光学系统的像方焦距有所变化，但这种变化 $\Delta f'$ 相对焦距 f' 来讲是很小的，所以视网膜光学像的大小就取决于视角的大小。根据我们在第六章中所讨论的人眼最小分辨角概念，当注视物的大小与眼所形成的视角小于人眼最小分辨角时，我们就无法分辨物体的细节。为了提高人眼的分辨能力，人们设计了多种扩大视角的光学仪器，如放大镜、显微镜和望远镜等。这些光学仪器的特点是眼通过光学仪器观察时，眼所看到的是光学仪器放大的像，该像作为眼光学系统的物在视网膜上所成的光学像比不用光学仪器眼直接观察物体在视网膜上所成的光学像（图 7-1）要大许多。这类将人眼作为最终成像的光学仪器称为目视光学仪器或助视光学仪器（简称助视器），并将使用目视光学仪器后人眼视网膜光学像大小与人眼直接观察物体的视网膜像大小之比称为视放大率（visual amplification），用符号 Γ 表示，下面详细讨论。

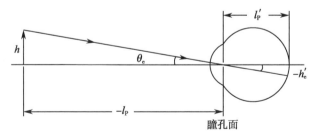

图 7-1　人眼直接观察物体的视网膜像大小

第一节　目视光学仪器的视放大率

　　设注视物的大小为 h，人眼瞳孔面至注视物的距离为 l_P，人眼瞳孔面至视网膜的距离为 l_P'，则人眼直接观察物体的视网膜像大小 h_e' 为：

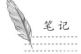

$$-h'_e = l'_P \tan\theta_e \tag{7-1}$$

如图 7-2 所示，目视光学仪器用两个主平面表示，使用光学仪器观察物体时，通常会将注视物至光学仪器物方焦点以内附近，这样就会成正立放大的虚像。人眼瞳孔面至视网膜的距离近似为 l'_P，则视网膜像大小 h'_i 为：

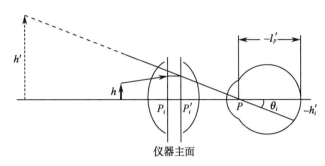

图 7-2　用光学系统观察物体的视网膜像大小

$$-h'_i = l'_P \tan\theta_i \tag{7-2}$$

根据目视光学仪器视放大率的定义有：

$$\Gamma = \frac{h'_i}{h'_e} = \frac{-l'_P \tan\theta_i}{-l'_P \tan\theta_e} = \frac{\tan\theta_i}{\tan\theta_e} \tag{7-3}$$

根据式（7-3）可以看出，光学仪器视放大率其实就是视角放大。式（7-3）也告诉我们，有意义的目视光学仪器其视放大率一定要大于 1。

此外，为了舒适地观察，往往会将注视物通过光学仪器成像于眼前无限远处。该像作为眼所看到的"物"可使正视眼不用调节，即可在视网膜上成清晰的像，从而避免了因使用调节而产生的疲劳。如果观察者为近视眼或远视眼可通过改变仪器的透镜位置，使注视物经光学仪器成像于眼的远点处，也可做到不用调节观察，详细讨论见第三节目镜。

第二节　放　大　镜

放大镜（magnifier）是日常生活中常用到的助视仪器，也是其他助视仪器的基础，故我们首先介绍。如图 7-3 所示，人眼直接看物体的视角正切为：

$$\tan\theta_e = \frac{h}{-l_P} \tag{7-4}$$

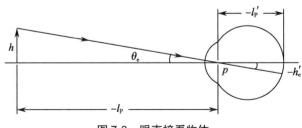

图 7-3　眼直接看物体

为使眼所看到的"物"，即放大镜所成的像（虚的）在无限远处，则将物放在物方焦平面上（图 7-4）。则有：

$$\tan\theta_i = \frac{h}{-f} \tag{7-5}$$

笔记

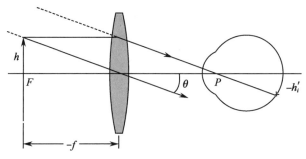

图 7-4   眼通过放大镜看物体

将式(7-4)和式(7-5)代入式(7-3)中得到放大镜视放大率：

$$\Gamma = \frac{\tan \theta_i}{\tan \theta_e} = \frac{\dfrac{h}{-l_P}}{\dfrac{h}{-f}} = \frac{l_P}{f} = -\frac{l_P}{f'} \tag{7-6}$$

对于未老花的正视眼来说，明视距离 25cm 阅读更为舒适，将其带入(7-6)式中放大镜的视放大率为：

$$\Gamma = -\frac{l_P}{f'} = -\frac{-25cm}{f'} = \frac{25cm}{f'} \tag{7-7}$$

如果用透镜的屈光力 $F = \dfrac{1}{f'}$ 表示则有：

$$\Gamma = 0.25F = \frac{F}{4} \tag{7-8}$$

由式(7-7)和式(7-8)可以看出，透镜的焦距越小，放大倍数越大。当放大镜的焦距为 25cm（屈光力为 +4.00D）时，视放大率为 1，记为 1×，不起放大视角作用；当放大镜的焦距为 12.5cm（屈光力为 +8.00D）时，视放大率为 2，记为 2×。

推导思路小结：对于公式 7-8，补充说明如下：本公式仅在参照距离为 25cm 时适用，如果参照距离变化，则放大率随之变化；如参照距离为 40cm，则 $\Gamma = \dfrac{0.4m}{f'} = \dfrac{2}{5}F$。因此，同一屈光度的放大镜，不同参照距离的放大率是不同的，只是临床上和厂家最常用 25cm 作为参照距离，因而有公式 7-8；此公式仅当物体放在放大镜焦点位置时的放大率，如果将物体置于放大镜焦点范围之内，所成的像不是在无穷远，眼睛需要使用调节，情况就较为复杂，可参见低视力教材的立式放大镜章节；当物体置于放大镜焦点位置，则物体与眼睛的距离不再要求在 25cm 处，放大镜与眼睛的距离也无要求，只要物体放在放大镜焦点位置，无论放大镜与眼睛距离多远，产生的放大率都相同。

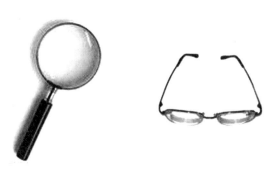

图 7-5   各种放大镜助视器

在眼科和视光学临床应用中，放大镜主要用于低视力（low vision）患者的助视作用。低视力患者是指双眼中视觉较好的那只眼最佳矫正视力低于 0.3，但高于或等于 0.05 者。通过使用放大镜可以使视网膜光学像放大，光学像占有的视网膜区域扩大，发挥可用的视细胞功能，从而可以提高低视力患者生活视力（图 7-5）。

第三节　目　　镜

目镜（eyepiece）是用于观察由光学系统所成的像的放大镜，它也可以放大视角。通常放大镜用来直接放大实物，而目镜则用来放大其他透镜组（称为物镜）所成的像。复杂的目视光学仪器总是包括物镜和目镜两部分。

目镜还有矫正像差的作用，主要包括像散、垂轴色差和慧差三种像差。要达到这样的要求，目镜通常由不接触的两个薄透镜组成。面向物体的透镜称为向场镜（或简称场镜，field lens），接近眼睛者称为接目镜（或简称视镜，eye-lens）。其中场镜的作用是在不改变光学系统光学特性的前提下，提高光束入射到目镜、扩大视场、增加入射的光通量，并一定程度消除场曲。常用的目镜有两种，分别为惠更斯目镜和冉斯登目镜，下面分别介绍。

一、惠更斯目镜

惠更斯目镜是由两个同种介质的平凸薄透镜组成，两者都是凸面向着其前面的其他物镜，场镜 L_1 的焦距 f_1' 与视镜 L_2 的焦距 f_2' 关系为：$f_1' = 3f_2'$，两者间隔 t 为：$t = 2f_2'$。

由其他物镜（图 7-6 中未画出）射来的会聚光束的延长线交于整个目镜物方焦面 F_Q 上的 Q 点。该会聚光束经场镜 L_1 的折射后实际交于 Q'，这样，Q 可看做实像 Q' 的虚物。经计算可知 Q' 应在视镜 L_2 的物方焦面 F_2Q' 上，最终观察眼可看到无限远处放大的虚像。惠更斯目镜只能观察物体通过物镜所成的像，不能直接观察物体；使物镜射出的光束更会聚，故视场较大，视角可达 40° 左右，在 25° 范围以内更清晰，而且结构简单，因此，显微镜中经常采用这种目镜。一般情况，目镜中的分划板应安装在 Q' 处。

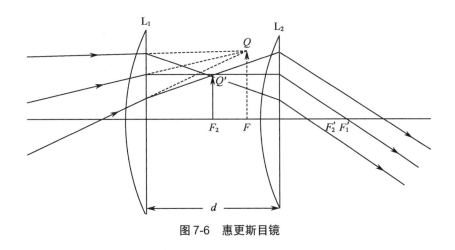

图 7-6　惠更斯目镜

二、冉斯登目镜

冉斯登目镜由两个同种介质的平凸透镜凸面相对组成，两者焦距相等，即 $f_1' = f_2'$。两透镜间的距离 t 为：

$$t = \frac{2}{3}f_1'$$

如图 7-7 所示，由其他物镜（图中没有画出）射来的会聚光束相交点 Q 位于目镜的物方。

笔记

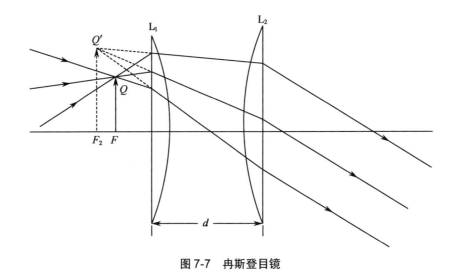

图7-7　冉斯登目镜

焦面FQ上，Q作为场镜L_1的物，在视镜的物方焦面F_2Q'上成像于Q'（分划板也装在此平面上），最终观察眼可看到无限远处放大的虚像。

冉斯登目镜可作一般放大镜观察实物，而惠更斯目镜却只能用来观察像。在冉斯登目镜的物平面上加一分划板，可对被观察的物体或来自物镜的实像进行长度的测量。冉斯登目镜结构简单，特别适合于小型望远镜使用。

三、目视光学仪器的视度调节

在第一节中我们介绍了目视光学仪器舒适观察的条件是人眼看到的物，也就是目视光学仪器所成的像在无限远处，以便正视眼者不需要使用调节。为使近视眼和远视眼也能像正视眼那样不用调节即可以使视网膜像清晰，便于舒适地观察，就需要通过移动目镜来改变目视光学仪器的成像位置，从而使近视眼和远视眼也能在不调节时，视网膜像是清晰的，这一做法称为视度调节。

以开普勒望远镜为例说明视度调节的方法。开普勒望远镜的物镜和目镜均为凸透镜，两块凸透镜为共焦状态，即物镜的第二焦点与目镜的第一焦点重合，因此，无穷远处物体发出的平行光束通过开普勒望远镜后仍然是平行光束出射，正视眼不需要使用调节就能清晰成像。对于近视眼，在不戴镜的情况下，平行光束在视网膜之前成像，如图7-8（a）所示，可通过调整望远镜的镜筒长度进行视度调节。可理解为，将目镜的屈光力F_e分为F_a和F_v'两部分，如图7-8（b）所示，F_v'为该近视眼的度数，也就是用于矫正该近视眼。剩余的F_a要通过调整镜筒长度，与物镜F_o重新组成一个开普勒望远镜，使平行光束通过后仍然是平行光束出射。由于"借"了一部分屈光度去矫正近视眼，剩余的F_a比F_e更大，焦距更小，需要缩短镜筒长度以达到与物镜共焦的状态。缩短的长度：

$$x = \frac{1}{F_e} - \frac{1}{F_e - F_v'} \tag{7-9}$$

此公式同样适用于远视眼。x为正则为缩短镜筒，即目镜向着物镜移动；x为负则为增长镜筒，即目镜远离物镜。

例题 7-1　一开普勒望远镜，物镜为+5.00D，目镜为+20.00D，用于正视眼时的镜筒长度为多少？对于未戴镜的-5.00D近视眼，镜筒长度应如何调整？

解： 对于正视眼，镜筒长度l不需要调整，为物镜的焦距与目镜焦距之和：

$$l = \frac{1}{F_o} + \frac{1}{F_e} = \frac{1}{+5.00} + \frac{1}{+20.00} = 0.2 + 0.05 = 250\text{mm}$$

笔记

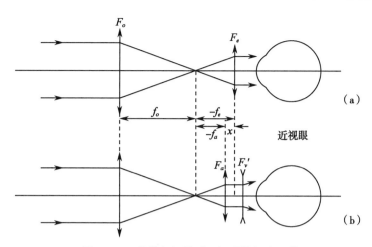

二维码 7-2
动画 开普
勒望远镜的
视度调节

图 7-8 开普勒望远镜对近视眼的视度调节

（a）未调整镜筒长度，平行光束出射，不能在近视眼视网膜形成清晰的像；（b）由目镜"借"一部分负镜矫正该近视眼，剩余度数 F_a 与物镜 F_o 组成新的望远镜

给 −5.00D 近视眼使用时，将目镜"借"−5.00D 去矫正该近视眼，新目镜变为 +25.00D，再与物镜重组新的望远镜。

镜筒调整长度为：

$$x = \frac{1}{F_e} - \frac{1}{F_e - F_v'} = \frac{1}{+20.00} - \frac{1}{(+20.00)-(-5.00)} = 0.05 - 0.04 = 10mm$$

x 为正，则缩短镜筒长度，即镜筒长度从 250mm 缩短为 240mm。

此公式同样适用于伽利略望远镜，如例中的望远镜变为目镜为 −20.00D 的伽利略望远镜，给 −5.00D 的近视眼使用时，镜筒长度调整方法为：

$$x = \frac{1}{F_e} - \frac{1}{F_e - F_v'} = \frac{1}{-20.00} - \frac{1}{(-20.00)-(-5.00)} = -0.05 - (-0.0667) = 16.7mm$$

x 为正，同样为缩短镜筒长度。

第四节　显微镜光学系统

放大镜的视放大率最高可达几十倍，只能满足人们对细小物体观察的需求，但是它难以满足人们对微小物体观察的需求。为获得更大的视放大率，可在目镜前放置一组叫做物镜的透镜，先将被观察物通过这组透镜成放大的实像于目镜的焦面处，该实像再通过目镜放大，从而大大地放大了观察眼内的视角，提高了视放大率。这样的透镜组合称为显微镜（microscope），下面我们就来讨论它的光学原理。

一、显微镜的视放大率

如图 7-9 所示，设 L_o 为负责放大物体的那组透镜称为物镜（objective），焦距为 f_o'，L_e 为放大视角的放大镜称为目镜（eyepiece），焦距为 f_e'。物镜 L_o 的像方焦点 F_o' 和目镜 L_e 的物方焦点 F_e 的距离 $F_o'F_e$ 称为光学间隔，记为 Δ。调整两透镜组的间隔，可使通过物镜所成的像落在目镜的物方焦点 F_e 处。则该实像 h_1' 经目镜 L_e 成像于眼前无限远处，这样，眼可以看到一个放大的虚像。下面我们推导视放大率公式。

眼通过显微镜看时的视角正切为：

$$\tan \theta_i = \frac{h_o'}{-f_e} = \frac{h_o'}{f_e'} \qquad (7\text{-}10)$$

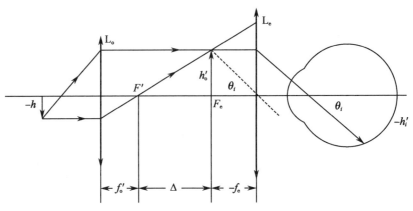

图 7-9 显微镜的光路

讨论放大镜时我们已介绍眼直接注视时的视角正切为：

$$\tan \theta_e = \frac{h}{-l} \qquad (7\text{-}11)$$

显微镜的视放大率为：

$$\Gamma = \frac{h_o'}{f_e'} \times \frac{-l}{h} = -\frac{h_o'}{h} \times \frac{l}{f_e'} = \beta_o \times \Gamma_e \qquad (7\text{-}12)$$

由式（7-12）可以看到，显微镜的视放大率等于物镜的横向放大率 β_o 和目镜（图 7-10）的视放大率 Γ_e 之积。一般情况物镜（图 7-11）的横向放大率和目镜的视放大率都分别标在物镜筒和目镜筒上，便于使用者计算使用状态下的总放大倍率。

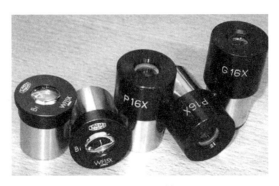

图 7-10 目镜

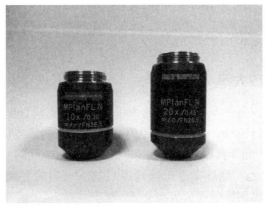

笔记

图 7-11 物镜

例题 7-2　一显微镜物镜筒上标有"40×"的字样,目镜筒上标有"16×"的字样,问此显微镜的视放大倍数是多少?

解:将数据代入式(7-12)中:

$$\Gamma = \beta_o \times \Gamma_e = -40 \times 16 = -640 倍$$

由图 7-9 我们还可以看出,$\dfrac{h_o'}{h} = -\dfrac{\Delta}{f_o'}$,将其代入(7-12)式中,我们得到:

$$\Gamma = \frac{\Delta}{f_o' f_e'} l = -\frac{l}{f'} \tag{7-13}$$

将明视距离 25cm 代入式(7-13)中,得到:

$$\Gamma = \frac{25}{f'} \tag{7-14}$$

上式中 f' 为物镜和目镜组合的焦距,以厘米(cm)为单位。

推导思路小结:直接注视物体时的视角 $\tan \theta_e = \dfrac{h}{-l}$,$l$ 并不在图 7-9 中直接表示出来,而是直接注视时习惯的距离,一般以 25cm 作为参照距离进行计算,并不是图中物体到眼睛之间的距离。例 7-2 中,物镜所标 40× 是获得清晰像时,物体通过物镜 L_o 所成像的真实放大率,即物像大小之比;目镜所标 16× 是目镜屈光力以 25cm 作为参照距离,通过 $\Gamma = \dfrac{F}{4}$ 计算所得。显微镜的总放大率 $\Gamma = -\dfrac{l}{f'}$ 是物体放在透镜或透镜系统焦点的位置时所获得的放大率,如果是一块透镜,f' 是该透镜的焦距;如果是透镜系统,f' 则是透镜系统的等效屈光力的倒数,即等效焦距,l 是标准参照距离,一般以 25cm 进行计算。

二、显微镜物镜的分辨极限

虽然显微镜接收的是发散角很大的单心光束,但在分析显微镜的分辨本领时,像面仍可按夫琅和费衍射处理,认为物体上每一发光点为物镜所产生的衍射花样中央圆形亮斑与平行光束衍射时所产生亮斑有几乎同样大小的角半径。

设显微镜物镜的直径为 D,像方焦距为 f_o',经物镜成像的像距为 l',根据瑞利判据得到的最小分辨角为:

$$\theta_{\min} = 1.22 \frac{\lambda_n}{D} \tag{7-15}$$

分辨率为:

$$\frac{1}{\theta_{\min}} = \frac{D}{1.22 \lambda_n} \tag{7-16}$$

最小分辨距离为:

$$h_{\min}' = 1.22 \frac{\lambda_n l'}{D} \tag{7-17}$$

制造显微镜物镜时,总是使共轭点遵从正弦条件:

$$n h_{\min} \sin u = n' h_{\min}' \sin u' \tag{7-18}$$

式中 $h_{\min}$ 为物体上很接近而刚好能为显微镜物镜分辨的两点间距离,n 和 n' 分别是显微镜物镜前(物方)、后(像方)介质的折射率。在显微镜内,像总是在空气中,即 $n'=1$,而被观察的标本可能在其他介质(比如油)中。从图 7-12 可见:

笔记

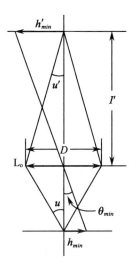

图 7-12 显微镜物镜的分辨本领

$$\sin u' \approx \frac{\frac{D}{2}}{l'} = \frac{D}{2l'} \quad\quad (7\text{-}19)$$

代入式（7-20）后有：

$$n h_{\min} \sin u = h'_{\min} \frac{D}{2l'} \quad\quad (7\text{-}20)$$

整理后得到最小分辨距离为：

$$h_{\min} = 0.61 \frac{\lambda_0}{n \sin u} \quad\quad (7\text{-}21)$$

式（7-21）中，λ_0 为光在空气中的波长，$n\sin u$ 称为显微镜物镜的数值孔径，用 NA 表示。

显微镜物镜分辨极限通常就以被观察的物面上刚刚能够分辨开的两物点之间的直线距离 $h_{\min}$ 来表示，$h_{\min}$ 反比于物镜的数值孔径，而正比于光的波长。用可见光时，分辨极限可达 10^{-5}cm 的数量级。电子显微镜由于电子衍射的波长（可达 10^{-8}cm）远小于可见光，因而大大地提高了分辨本领。

对于目镜，将它们放大后能对眼约成 1' 的视角就行了。因为物镜所成的像清晰度一定时，目镜无论怎样放大，也丝毫不能改善清晰度，反而会放大了衍射亮斑。所以，显微镜的分辨本领完全取决于其物镜。

例题 7-3 （1）显微镜用波长为 250nm 的紫外光照射比用波长为 500nm 的可见光照射的分辨率增至多少倍？

（2）它的物镜在空气中的数值孔径约为 0.75，用紫外光时的最小分辨距离多大？

（3）用折射率为 1.56 的油浸系统时，最小分辨距离为多大？

解：

（1）由显微镜的分辨率（7-16）式可导出不同波长的光照射时的分辨率比为：

$$\frac{\dfrac{1}{\theta_{\min 2}}}{\dfrac{1}{\theta_{\min 1}}} = \frac{\dfrac{D}{1.22\lambda_2}}{\dfrac{D}{1.22\lambda_1}} = \frac{\lambda_1}{\lambda_2} = \frac{500}{250} = 2$$

用波长为 250nm 的紫外光比用波长为 500nm 的光照射时，显微镜的分辨率增至 2 倍（即增大 1 倍）。

（2）以紫外光照射时的最小分辨距离为：

$$h_{\min} = \frac{0.61 \times 250}{0.75} = 203\text{nm}$$

笔记

（3）用紫外光照射，且是油浸系统时的最小分辨距离为：

$$h_{min} = \frac{0.61 \times 250}{1.56 \times 0.75} = 130nm$$

推导过程小结：光学系统的分辨极限取决于物体通过光学系统所成的像，无限小的物点所成的像并不是无限小的像点，而是特定的衍射斑，衍射斑决定了光学系统的分辨极限，而衍射斑跟光的波长和孔径相关。本推导过程的起始公式，瑞利最小分辨角 $\theta_{min} = 1.22\frac{\lambda_n}{D}$，就是基于物体通过特定波长光线所成像的衍射斑来判断的。按波长 550nm，人眼瞳孔大小 3～5mm 代入公式可计算出人眼最小分辨角约 0.6″，但这个数值是从成像的角度来计算，所得的是刚好能区分两个成像的衍射斑的最小分辨角度，实际上人眼视锥细胞所成的最小视角（约 1′）远大于理论上成像的最小分辨角度，因此，最小分辨角公式用于计算眼睛是无意义的。

第五节　望远镜光学系统

望远镜（telescope）是帮助人眼对远处物体进行观察的光学仪器。观察者是以对望远镜像空间的观察代替物空间的观察；而所观察的像，实际上并不比原物大，只是相当于把远处的物体移近人眼，从而增大了视角，以利观察。

望远镜也是由物镜和目镜组成的。物镜为反射镜的望远镜称反射式望远镜（图 7-13），物镜为透镜的望远镜称折射式望远镜（图 7-14）。下面我们以开普勒望远镜为例讨论望远镜的视放大率。

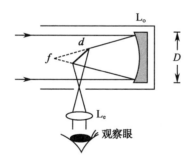

图 7-13　反射式望远镜

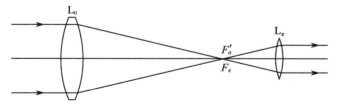

图 7-14　折射式望远镜

一、望远镜的视放大率

无限远目标发出的光线，经望远镜的物镜 L_o 后，成像在物镜像方焦平面 F_o' 上，由于该位置正好是望远镜目镜的物方焦平面 F_e'，则由目镜将该像成像于目镜像方的无限远处。如图 7-15 所示，通过望远镜观察后眼的视角正切为：

$$\tan\theta_i = \frac{h_o'}{f_e'} \tag{7-22}$$

笔记

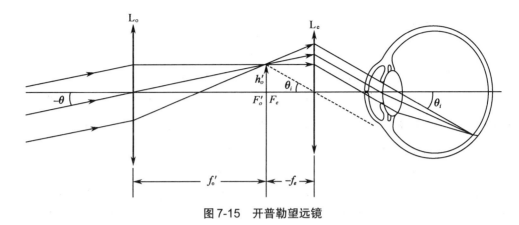

图 7-15 开普勒望远镜

人眼直接观察的视角正切为：

$$\tan(-\theta_e) \approx \frac{h'_o}{f'_o} \qquad (7-23)$$

望远镜的视放大率：

$$\Gamma = \frac{\tan\theta_i}{\tan\theta_e} = -\frac{f'_o}{f'_e} \qquad (7-24)$$

由式（7-24）可以看出望远镜的特点：

1. 望远系统的视放大率在数值上等于望远镜物镜焦距与目镜焦距之比。
2. 要想提高望远镜的视放大率，就必须加大物镜焦距或减小目镜焦距。
3. 当望远系统的视放大率为正值时，望远系统成正像，反之成倒像。

二、折射式望远镜的分类

目镜是会聚透镜的称为开普勒望远镜；目镜是发散透镜的称为伽利略望远镜。

（一）开普勒望远镜

物镜和目镜都采用正透镜的望远镜称为开普勒望远镜（Kepler telescope）（图 7-16）。由于在物镜和目镜之间有实像，可以安装分划板，可以为瞄准目标和测量提供基准。开普勒式望远镜的视放大率为负值，成倒立像。当需成正像时，可以通过棱镜系统或倒像透镜组的方式正像。

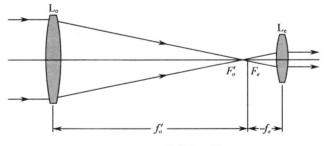

图 7-16 开普勒望远镜

（二）伽利略望远镜

物镜采用正透镜，目镜采用负透镜构成的望远镜称为伽利略望远镜（Galilean telescope）（图 7-17）。伽利略式望远镜的视放大率为正值，成正像，不需倒像系统，故外形尺寸小。由于在物镜和目镜之间没实像，不能安装分划板，不能进行瞄准和测量用。

笔记

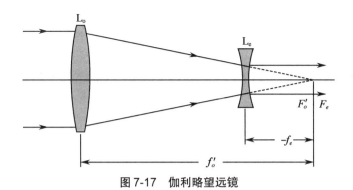

图 7-17 伽利略望远镜

三、望远镜物镜的分辨本领

以光强相等而相距很近的双星为例。如果它们对眼所张的视角小于 1′，则肉眼很难直接分辨。物镜的孔径越大，就越能够把它们分辨清楚。望远镜物镜的分辨极限常以物镜焦面上刚好能够分辨的两个像点之间的直线距离来表示，根据瑞利判断可以得到极限值为：

$$h_{\min} = f_o'\theta_{\min} = 1.22\frac{\lambda_o}{\dfrac{D}{f'}} \tag{7-25}$$

式中 f_o' 为物镜的像方焦距，D 为物镜的实际孔径，$\dfrac{D}{f_o'}$ 称为相对孔径。由此可见，望远镜物镜的分辨极限和它的相对孔径成反比，与入射光的波长成正比。

四、望远镜在低视力保健和康复中的应用

望远镜主要用做低视力患者的远用助视器和中距离助视器。其原理是利用望远镜视角放大将中、远距离物体放大的像成在视网膜上。视网膜上放大的像可以刺激更多的感光细胞，改善视觉效果，提高视力。

（一）手持单目望远镜

望远镜的光学系统常选择开普勒式。通过倒像系统成放大正像，便于使用和携带。带有调焦功能，可配合低视力患者的屈光情况进行调节。常用倍率为 2.5 倍、4 倍和 7 倍（图 7-18）。

（二）眼镜式望远镜

眼镜式望远镜的光学系统常选择伽利略式。不需倒像系统，成放大正像。因视放大率受物镜口径限制，不可做得很大，一般为 2～4 倍。眼镜式望远镜比手持式望远镜的优点是，不易受手抖动的影响。还可通过选配不同屈光力的阅读镜作近用助视器用（图 7-19）。

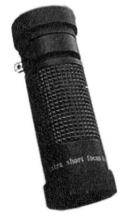

图 7-18 手持单目望远镜

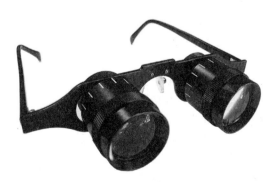

图 7-19 眼镜式望远镜

（曾骏文 高祥璐）

7-3

二维码 7-3
扫一扫，测一测

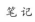

笔记

参考文献

1. Ajoy Ghatak. Optics.4th ed. New Delbi: Tata McGraw-Hill Publishing Company Limited，2009

2. Jurgen R Meyer-Arendt. Introduction to Classical and Moden Optics. 3rd ed.New Jersey：Prentice-Hall International，Inc，1989

3. M Born，E Wolf. Principles of Optics.7th ed. London：Cambridge University Press，1999

4. W Lauterborn，T Kurz，M Wiesenfeldt. Coherent optics.Berlin：Springer-Verlag，1999

5. Paul Peter Urone. College Physics. 2nd ed.Boston：Brooks/Cole Publishing Company，2002

6. Ronald Lane Reese. University Physics. Boston：Brooks/Cole Publishing Company，2002

7. 李林，黄一帆，王涌天. Applied Optics 应用光学（英文版）. 北京：北京理工大学出版社，2008.

8. R 阿内甘，J 布迪尼. 物理学教程（光学 2）. 华宏鸣，译. 北京：高等教育出版社，1986

9. D 哈里德，R 瑞斯尼克. 物理学. 第二卷第二册. 李仲卿，译. 北京：科学出版社，1978

10. 蔡履中. 光学. 第 3 版. 北京：科学出版社，2007

11. 陈家壁. 激光原理及应用. 北京：电子工业出版社，2004

12. 陈熙谋. 光学•近代物理. 北京：北京大学出版社，2007

13. 崔宏滨，李永平，康学亮. 光学. 第 2 版. 北京：科学出版社，2015

14. 郭永康，鲍培谛. 光学教程. 成都：四川大学出版社，1992

15. 李宾中. 医学物理学. 北京：科学出版社，2010

16. 李大海，曹益平. 现代工程光学. 北京：科学出版社，2013

17. 李晓彤，岑兆丰. 几何光学•像差•光学设计. 杭州：浙江大学出版社，2003

18. 吕百达. 激光光学. 成都：四川大学出版社，1992

19. 吕迺光，陈家璧，毛信强. 傅里叶光学（基本概念和习题）. 北京：科学出版社，1985

20. 母国光，战元令. 光学. 北京：人民教育出版社，1978

21. 宋慧琴. 眼应用光学基础. 北京：高等教育出版社，2005

22. 王仕璠，朱自强. 现代光学原理. 成都：电子科技大学出版社，1998

23. 吴强. 光学. 北京：科学出版社，2006

24. 姚啟钧. 光学教程. 北京：人民教育出版社，1981

25. 赵景员，杨仲. 光学学习指导. 沈阳：辽宁教育出版社，1987

26. 赵凯华，钟锡华. 光学. 北京：北京大学出版社，1984

27. M Rousseau，JP Mathieu. Problems in Optics. Oxford：Pergamon Press，1973

28. Д В Сивухин. 光学习题集. 任宝明，刘励和，译. 北京：高等教育出版社，1985

29. 程守珠，江之永. 普通物理学（第 6 版）. 下册. 北京：高等教育出版社，2006

30. 胡玉禧，安连生. 应用光学. 合肥：中国科学技术大学出版社，2002

31. 安连生. 应用光学. 北京：北京理工大学出版社，2008

32. 王子余. 几何光学和光学设计. 杭州：浙江大学出版社，1989

33. 刘陇黔，张益珍. 眼视光学应用光学. 成都：四川大学出版社，2011

34. 刘意. 眼视光应用光学. 郑州：郑州大学出版社，2011

35. 王楚，汤俊雄. 光学. 北京：北京大学出版社，2001

36. 郭永康. 光学. 北京：高等教育出版社，2005

37. 张登玉. 光学. 南京：南京大学出版社，2002

38. 陈为彰. 光学. 北京：北京师范大学出版社，1989

39. 张以谟. 应用光学. 第 3 版. 北京：电子工业出版社，2008

40. 郁道银，谈恒英. 工程光学. 第 2 版. 北京：机械工业出版社，2006

41. AH Tunnacliffe，JG Hirst. Optics. 2nd ed. London：Association of British dispensing opticians，1996

42. H Gross. Handbook of optical systems. Volume I. Fundamentals of technical optics. Weinheim：WILEY-VCH，2005

汉英对照索引